Manual de Condutas e Práticas Fisioterapêuticas em Tumores do Tecido Ósseo Conectivo da ABFO

Thieme Revinter

Manual de Condutas e Práticas Fisioterapêuticas em Tumores do Tecido Ósseo Conectivo da ABFO

Organizadores
Ana Carolina de M. A. Rodrigues
Cinira Assad Simão Haddad
Erica Alves Nogueira Fabro
Maria Lia C. Carvalho Ximenes
Tiago da Rocha Plácido

Thieme
Rio de Janeiro • Stuttgart • New York • Delhi

Dados Internacionais de Catalogação na Publicação (CIP)
(eDOC BRASIL, Belo Horizonte/MG)

R849m
Rodrigues, Ana Carolina de Mello Alves
Manual de condutas e práticas fisioterapêuticas em tumores do tecido ósseo conectivo da ABFO/Associação Brasileira de Fisioterapia em Oncologia. – Rio de Janeiro, RJ: Thieme Revinter, 2025.

14 x 21 cm
Inclui bibliografia.
ISBN 978-65-5572-346-5
eISBN 978-65-5572-247-2

1. Ortopedia. 2. Fisioterapia. 3. Oncologia. I. Haddad, Cinira Assad Simão. II. Fabro, Erica Alves Nogueira. IV. Ximenes, Maria Lia Coutinho Carvalho. V. Plácido, Tiago da Rocha. VI. Título.

CDD 616.7062

Elaborado por Maurício Amormino Júnior – CRB6/2422

Contato com os autores:
abfo@abfo.org.br

Thieme Revinter Publicações Ltda.
Rua do Matoso, 170
Rio de Janeiro, RJ
CEP 20270-135, Brasil
http://www.Thieme.com.br

Thieme USA
http://www.thieme.com

Design de Capa: © Thieme

Impresso no Brasil por Forma Certa Gráfica Digital Ltda.
5 4 3 2 1
ISBN 978-65-5572-346-5

Também disponível como eBook:
eISBN 978-65-5572-247-2

Nota: O conhecimento médico está em constante evolução. À medida que a pesquisa e a experiência clínica ampliam o nosso saber, pode ser necessário alterar os métodos de tratamento e medicação. Os autores e editores deste material consultaram fontes tidas como confiáveis, a fim de fornecer informações completas e de acordo com os padrões aceitos no momento da publicação. No entanto, em vista da possibilidade de erro humano por parte dos autores, dos editores ou da casa editorial que traz à luz este trabalho, ou ainda de alterações no conhecimento médico, nem os autores, nem os editores, nem a casa editorial, nem qualquer outra parte que se tenha envolvido na elaboração deste material garantem que as informações aqui contidas sejam totalmente precisas ou completas; tampouco se responsabilizam por quaisquer erros ou omissões ou pelos resultados obtidos em consequência do uso de tais informações. É aconselhável que os leitores confirmem em outras fontes as informações aqui contidas. Sugere-se, por exemplo, que verifiquem a bula de cada medicamento que pretendam administrar, a fim de certificar-se de que as informações contidas nesta publicação são precisas e de que não houve mudanças na dose recomendada ou nas contraindicações. Esta recomendação é especialmente importante no caso de medicamentos novos ou pouco utilizados. Alguns dos nomes de produtos, patentes e design a que nos referimos neste livro são, na verdade, marcas registradas ou nomes protegidos pela legislação referente à propriedade intelectual, ainda que nem sempre o texto faça menção específica a esse fato. Portanto, a ocorrência de um nome sem a designação de sua propriedade não deve ser interpretada como uma indicação, por parte da editora, de que ele se encontra em domínio público.

DEDICATÓRIA

Dedicamos esta obra a todos os fisioterapeutas que buscam na sua rotina profissional a atualização científica da fisioterapia em oncologia e principalmente os que trabalham com pacientes portadores de tumores ósseos conectivos.

Dedicamos aos nossos pacientes oncológicos que nos encorajam, a busca incessante do conhecimento e da ciência.

Dedicamos às nossas famílias, por nos apoiar, mesmo nas nossas ausências para nos dedicarmos às nossas demandas laborais, na busca de produzir conteúdo científico para nossa classe profissional.

AGRADECIMENTOS

Agradecemos, primeiramente a Deus, pela oportunidade de poder confeccionar e finalizar esta obra de extrema importância para a especialidade de Fisioterapia em Oncologia.

Agradecemos a Associação Brasileira de Fisioterapia em Oncologia (ABFO) pela iniciativa, pelo apoio e pelo pioneirismo na elaboração desta obra.

Agradecemos os nossos autores que dedicaram seu tempo e que transmitiram toda a sua *expertise* para esta obra, em prol da ciência e do conhecimento científico de qualidade.

APRESENTAÇÃO

Os tumores dos tecidos ósseos e conectivos (TOC) reúnem um conjunto de neoplasias de células de tecidos ósseos e tecidos conjuntivos moles, como músculos, tendões, pele/anexo, nervos e tecidos fibrosos. Estes podem apresentar características benignas ou malignas, com grande potencial de metastização ou não.

De acordo com as características de cada neoplasia e seu comportamento biológico, a resposta ao tratamento e consequentemente o prognóstico podem variar. Apesar das evoluções do diagnóstico precoce, das técnicas cirúrgicas e das associações com a terapia clínica, quimioterapia e radioterapia, os pacientes não ficam isentos de apresentar complicações secundárias à evolução da doença e ou do tratamento oncológico.

Estas complicações são as responsáveis pela instalação de desabilidades físicas, caracterizadas por limitação de mobilidade, alterações na função da marcha, precarização das atividades de vida diárias, prejuízos laborais, sedentarismo, que interferem diretamente na funcionalidade e causam além do sofrimento físico, o sofrimento emocional e muitas vezes social dos pacientes.

Neste sentido, esta obra, com base na experiência clínica e *expertise* dos seus autores, na escolha da melhor evidência científica disponível e nos princípios da humanização do cuidado, foi realizada com o objetivo de proporcionar aos leitores um guia teórico que fosse capaz de direcionar um contexto de cuidado e de abordagem fisioterapêutica direcionada aos pacientes portadores de tumores do tecido ósseo conectivo. Esperamos que com este livro vocês possam aprimorar seus conhecimentos e possam se tornar mais capacitados para a busca da função e da qualidade de vida dos seus pacientes oncológicos.

Ana Carolina de Mello Alves Rodrigues
Cinira Assad Simão Haddad
Erica Alves Nogueira Fabro
Maria Lia Coutinho Carvalho Ximenes
Tiago da Rocha Plácido

ORGANIZADORES

ANA CAROLINA DE MELLO ALVES RODRIGUES
Doutora em Ciências da Saúde pela Universidade Estadual de Montes Carlos (Unimonte)
Doutora em Ciências da Cirurgia pela Universidade Estadual de Campinas (Unicamp)
Mestre em Biomecânica do Movimento e do Esporte pela Unicamp
Especialista em Fisioterapia em Oncologia pela Associação Brasileira de Fisioterapia em Oncologia (ABFO)
Membro da Diretoria da ABFO – Gestão: 2021-2025

CINIRA ASSAD SIMÃO HADDAD
Mestre e Doutora em Ciências da Saúde pela Universidade Federal de São Paulo (Unifesp)
Especialista em Fisioterapia em Oncologia pela Associação Brasileira de Fisioterapia em Oncologia (ABFO)
Especialista em Fisioterapia em Saúde da Mulher pela Associação Brasileira de Fisioterapia em Saúde da Mulher (ABRAFISM)
Especialização em Fisioterapia Neuromusculoesquelética pela Santa Casa de São Paulo
Diretora Secretária da ABFO – Gestão: 2021-2025

ERICA ALVES NOGUEIRA FABRO
Fisioterapeuta Especialista em Fisioterapia em Oncologia pela Associação Brasileira de Fisioterapia em Oncologia (ABFO)
Mestre em Neurologia pela Universidade Federal do Estado do Rio de Janeiro (UniRio)
Doutora em Oncologia pelo Instituto Nacional do Câncer (INCA)
Presidente da ABFO – Gestão: 2021-2025

MARIA LIA COUTINHO CARVALHO XIMENES
Mestre em Ciências Médicas pela Universidade de Fortaleza (UNIFOR)
Especialização em Fisioterapia Cardiorrespiratória pela UNIFOR
Especialista em Fisioterapia em Oncologia pela Associação Brasileira de Fisioterapia em Oncologia (ABFO)
Fisioterapeuta Graduada pela UNIFOR
Membro da Diretoria da ABFO – Gestão: 2021-2025

TIAGO DA ROCHA PLÁCIDO
Residência em Fisioterapia Geral pela Universidade Estadual do Rio de Janeiro (UERJ)
Especialização em Fisioterapia em Oncologia pelo Instituto Nacional de Câncer (INCA)
Especialista em Fisioterapia em Oncologia pela Associação Brasileira de Fisioterapia em Oncologia e pelo Conselho Federal de Fisioterapia e Terapia Ocupacional (ABFO/COFFITO)
Mestre em Educação Física pela Universidade Federal de Sergipe (PPGEF-UFS)
Doutorando em Ciências da Saúde pela PPGCS-UFS
Diretor Científico da ABFO – Gestão: 2021-2025

COLABORADORES

ANA LAURA BERIGO MARQUES
Fisioterapeuta Graduada pelo Centro Universitário Claretiano
Especialização em Atenção ao Câncer – Modalidade Residência Multiprofissional pela Faculdade de Medicina de São José do Rio Preto (Famerp)
Pós-Graduada em Geriatria pela Famerp
Especialista em Fisioterapia Oncológica pela Associação Brasileira de Fisioterapia em Oncologia (ABFO)

CINIRA ASSAD SIMÃO HADDAD
Mestre e Doutora em Ciências da Saúde pela Universidade Federal de São Paulo (Unifesp)
Especialista em Fisioterapia em Oncologia pela Associação Brasileira de Fisioterapia em Oncologia (ABFO)
Especialista em Fisioterapia em Saúde da Mulher pela Associação Brasileira de Fisioterapia em Saúde da Mulher (ABRAFISM)
Especialização em Fisioterapia Neuromusculoesquelética pela Santa Casa de São Paulo
Diretora Secretária da ABFO – Gestão: 2021-2025

CLEIMA COLTRI BITTELBRUNN
Doutora em Clínica Cirúrgica pela Universidade Federal do Paraná (UFPR)
Mestre em Engenharia de Produção pela Pontifícia Universidade Católica do Paraná (PUCPR)
Especialista em Saúde da Mulher pelo Conselho Federal de Fisioterapia e Terapia Ocupacional e pela Associação Brasileira de Fisioterapia em Saúde da Mulher (COFFITO/ABRAFISM)
Pós-Graduação em Oncologia e Sexualidade Humana

EMÍLIA CARDOSO MARTINEZ
Fisioterapeuta
Especialista em Fisioterapia Neuromusculoesquelética pela Santa Casa de Misericórdia de São Paulo
Especialista em Fisioterapia Oncológica pela Associação Brasileira de Fisioterapia em Oncologia (ABFO)
Mestre e Doutora em Ciências da Saúde pela Faculdade de Ciências Médicas da Santa Casa de São Paulo
MBA em Gestão em Serviços de Saúde

FABRINE SOUZA DE ALBUQUERQUE
Fisioterapeuta Especialista em Oncologia pela Associação Brasileira de Fisioterapia em Oncologia e pelo Conselho Federal de Fisioterapia e Terapia Ocupacional (ABFO/COFFITO)
Especializada em Oncologia pelo Instituto Nacional do Câncer (INCA)
Especializada em Dermatofuncional pela Universidade Gama Filho, RJ

JOSÉ FONTES JÚNIOR
Fisioterapeuta pela Universidade Federal de Sergipe (UFS)
Especializado em Oncologia pelo Instituto Nacional do Câncer (INCA)
Pós-Graduado em Fisioterapia Traumato-Ortopédica
MBA em Gestão Hospitalar
Especialista em Fisioterapia em Oncologia pelo Conselho Federal de Fisioterapia e Terapia Ocupacional (ABFO/COFFITO)

LEONARDO BRENO DO NASCIMENTO DE AVIZ
Fisioterapeuta pela Universidade Estadual do Pará (UEPA)
Especialização em Fisioterapia em Oncologia na Modalidade Residência Multiprofissional pela Universidade Federal do Pará (UFPA)
Especialista em Fisioterapia Oncológica pelo Conselho Federal de Fisioterapia e Terapia Ocupacional (COFFITO)
Mestre em Ciências do Movimento Humano pela UFPA

LILIANA YU TSAI
Graduação pela Universidade Federal de São Carlos (UFSCar)
Especialização em Fisiologia do Exercício pela Universidade Federal de São Paulo (Unifesp)
Especialização em Ortopedia e Traumatologia pela Unifesp
Especialista em Fisioterapia Oncológica pela Associação Brasileira de Fisioterapia em Oncologia (ABFO)
Mestre em Reabilitação pela Unifesp

NÁDIA OLIVEIRA GOMES
Graduada pela Universidade Evangélica de Anápolis, GO
Especializada em Oncologia e Hospitalar – AC Camargo Cancer Center, SP
Especialista em Fisioterapia Oncológica pela Associação Brasileira de Fisioterapia em Oncologia (ABFO)
Mestre em Movimento Humano e Reabilitação pela Universidade Evangélica de Anápolis, GO

SUÉLEN DA SILVA DE VARGAS
Fisioterapeuta Graduada pela Universidade de Caxias do Sul, RS
Especialização em Onco-Hematologia – Modalidade Residência Multiprofissional pelo Grupo Hospitalar Conceição (GHC)
Especialização em Terapia Intensiva e Fisioterapia Hospitalar Pela Faculdade de Ciência da Saúde do Hospital Moinhos de Ventos
Especialista em Fisioterapia Oncológica pela Associação Brasileira de Fisioterapia em Oncologia (ABFO)
Mestre em Ciências Médicas pela Universidade Federal do Rio Grande do Sul (UFRGS)

SUMÁRIO

Manual de Condutas e Práticas Fisioterapêuticas em Tumores do Tecido Ósseo Conectivo da ABFO

Thieme Revinter

INTRODUÇÃO

CAPÍTULO 1

Cleima Coltri Bittelbrunn ■ Cinira Assad Simão Haddad
Nádia Oliveira Gomes

INTRODUÇÃO

Tumores ósseos e de tecidos moles referem-se a neoplasias que surgem a partir das células mesenquimais dos ossos ou dos tecidos conjuntivos moles, como músculos, tendões, gordura, vasos sanguíneos, nervos e tecidos fibrosos. Esses tumores podem ser classificados em:

- *Benignos:* tumores localizados que, apesar de seu crescimento, não invadem estruturas adjacentes nem metastatizam. Exemplos incluem osteoma, osteocondroma e lipoma.
- *Malignos:* tumores que exibem comportamento invasivo, destrutivo e têm o potencial de metastatizar para outros órgãos. Entre os tumores malignos ósseos mais comuns, estão o osteossarcoma, o condrossarcoma e o sarcoma de Ewing. Já nos tecidos moles, sarcomas como o lipossarcoma, o leiomiossarcoma e o rabdomiossarcoma são os principais exemplos.

Essas neoplasias variam em comportamento biológico, prognóstico e resposta ao tratamento, sendo fundamentais o diagnóstico histopatológico e a avaliação por imagem para definir a extensão da lesão. A abordagem terapêutica inclui cirurgia, quimioterapia e radioterapia, dependendo do tipo e do estágio do tumor.[1,2]

TUMORES ÓSSEOS

Perfil do Paciente

Pacientes diagnosticados com tumores ósseos apresentam uma variedade de características que influenciam o manejo clínico e o prognóstico. Sendo essencial para uma abordagem individualizada e multidisciplinar, visando o melhor manejo da doença e a melhora da qualidade de vida do paciente, pode variar de acordo com o tipo específico de tumor, idade, sexo e fatores de risco associados.[1,2]

O perfil do paciente com tumores ósseos pode ser descrito considerando diversos aspectos, tais como:

1. *Idade:* tumores ósseos podem afetar pacientes de todas as idades, sendo mais comuns em determinados grupos etários. Por exemplo, a maioria dos tumores ósseos primários ocorre em crianças, adolescentes e adultos jovens, com picos de incidência durante o crescimento ósseo rápido, entre 10 e 30 anos de idade. Já os tumores ósseos secundários são mais comuns em adultos mais velhos, devido à disseminação de tumores de outros órgãos para os ossos.[1,2]
2. *Sexo:* alguns tumores ósseos apresentam uma predileção por um determinado sexo. Por exemplo, o condrossarcoma e o osteossarcoma são mais comuns em homens, enquanto o tumor de células gigantes ocorre com maior frequência em mulheres.[2]
3. *Histórico:* pacientes com condições genéticas hereditárias podem ter um maior risco de desenvolver tumores ósseos. Além disso, aqueles com antecedentes de radioterapia ou lesões ósseas prévias podem apresentar um maior risco.[1]
4. *Sintomas e apresentação clínica:* pacientes com tumores ósseos frequentemente apresentam sintomas como dor óssea persistente, inchaço local, sensibilidade à palpação, limitação de movimento e, em estágios avançados, podem ocorrer fraturas patológicas. A apresentação clínica varia de acordo com a localização e o estágio do tumor.[3]

Epidemiologia

Os tumores ósseos são considerados raros em comparação com outros tipos de câncer, representando aproximadamente 0,2% de todos os casos de câncer. A incidência de tumores ósseos varia de acordo com a faixa etária, o sexo e a região geográfica.[1]

O conhecimento da epidemiologia dos tumores ósseos é essencial para a compreensão da distribuição da doença e para o desenvolvimento de estratégias de prevenção, diagnóstico precoce e tratamento adequado. A colaboração entre profissionais de saúde, pesquisadores e instituições é fundamental para melhorar o manejo desses tumores e a qualidade de vida dos pacientes afetados. A incidência de tumores ósseos pode variar entre diferentes regiões geográficas, com algumas áreas apresentando taxas mais elevadas devido a fatores genéticos, ambientais ou de exposição a agentes carcinogênicos.[3]

Etiologia e Fatores de Risco

Os tumores ósseos podem surgir devido a uma combinação de fatores genéticos, ambientais e comportamentais. Alguns dos principais fatores de risco associados ao desenvolvimento de tumores ósseos incluem:

1. *Predisposição genética:* certas condições genéticas hereditárias, como a síndrome de Li-Fraumeni e a síndrome de Rothmund-Thomson, podem aumentar o risco de desenvolver tumores ósseos.
2. *Radiação ionizante:* a exposição a altas doses de radiação ionizante, seja por tratamentos anteriores de radioterapia ou por exposição ambiental, pode aumentar o risco de tumores ósseos.
3. *Doenças ósseas prévias:* algumas condições ósseas, como a doença de Paget e a displasia fibrosa, estão associadas a um maior risco de desenvolver tumores ósseos.
4. *Traumas ósseos:* lesões ósseas graves ou repetidas podem desencadear o desenvolvimento de tumores ósseos em algumas pessoas.
5. *Idade e sexo:* alguns tipos de tumores ósseos são mais comuns em determinadas faixas etárias e em um determinado sexo, como o osteossarcoma em adolescentes e adultos jovens do sexo masculino.[3,4]

É importante ressaltar que a maioria dos tumores ósseos ocorre de forma esporádica e não está associada a fatores de risco conhecidos. O diagnóstico precoce e o tratamento adequado são fundamentais para o prognóstico e a qualidade de vida dos pacientes com tumores ósseos.[1,3]

Principais Tipos e Características

Os tumores ósseos podem ser classificados em diferentes tipos com base na origem das células tumorais e em suas características histológicas.[1] Alguns dos principais tipos de tumores ósseos incluem:

Tumores Ósseos Benignos

- *Osteoma:* tumor ósseo benigno que se desenvolve a partir do osso cortical. Geralmente, é uma lesão pequena e assintomática que pode ocorrer em diferentes ossos do corpo, como crânio, seios paranasais e ossos longos. O osteoma é composto por osso maduro e pode ser classificado em osteoma compacto (denso) ou osteoma esponjoso (trabecular). O tratamento do osteoma geralmente não é necessário, a menos que cause sintomas ou complicações, como obstrução de vias aéreas no caso de osteomas nasossinusais; se eventual indicação cirúrgica, ressecção marginal.[1,3,5]
- *Condroma:* o condroma é um tumor benigno composto por cartilagem hialina que se desenvolve dentro do osso ou em tecidos moles adjacentes. Geralmente, o condroma é uma lesão solitária e assintomática que pode ocorrer em ossos como mãos, pés e costelas. O tratamento do condroma

depende da localização e do tamanho da lesão, podendo envolver observação vigilante, ressecção cirúrgica ou outras modalidades terapêuticas, como injeção de corticosteroides.[1,3,5]

- *Encondroma:* é um tumor benigno composto por cartilagem hialina que se desenvolve no interior do osso, geralmente nos ossos longos de mãos e pés. O encondroma é frequentemente assintomático, mas em alguns casos pode causar dor, inchaço ou fraturas patológicas. O tratamento do encondroma depende de sintomas e complicações associadas, podendo incluir observação vigilante, ressecção cirúrgica ou outras intervenções terapêuticas.[1,3,5]
- *Fibroma não ossificante:* fibroma não ossificante, também conhecido como displasia fibrosa, é uma lesão óssea benigna caracterizada por substituição do osso normal por tecido fibroso. Geralmente, o fibroma não ossificante é assintomático e pode ser descoberto incidentalmente em exames de imagem. Mas, em alguns casos, pode causar dor, fraturas patológicas ou deformidades ósseas. O tratamento do fibroma não ossificante pode envolver observação vigilante, monitoramento regular e, em casos sintomáticos, intervenções terapêuticas como cirurgia.[1,3,5]
- *Cisto ósseo simples:* também conhecido como cisto ósseo unicameral, é uma lesão óssea benigna que consiste em uma cavidade cheia de líquido dentro do osso. Geralmente, o cisto ósseo simples é assintomático e pode ocorrer em ossos como fêmur, tíbia e úmero. O tratamento do cisto ósseo simples pode variar de acordo com o tamanho, localização e sintomas apresentados pelo paciente, podendo incluir observação vigilante, aspiração do líquido cístico, injeção de corticosteroides ou ressecção cirúrgica em casos selecionados.[1,3,5]

Tumores de Agressividade Intermediária (Benignos Agressivos)

- *Tumor de células gigantes (Fig. 1-1):* é um tumor ósseo benigno que, apesar de sua classificação benigna, pode apresentar comportamento localmente agressivo e potencial de recorrência. Este tumor é caracterizado pela presença de células multinucleadas de aspecto gigante em um estroma de células mononucleadas. O tumor de células gigantes é mais comum em adultos jovens e pode ocorrer em diferentes ossos, sendo frequentemente encontrado em regiões como o fêmur distal, a tíbia proximal e as vértebras.[1,3,5] O tratamento do tumor de células gigantes geralmente envolve a ressecção cirúrgica completa do tumor, com o objetivo de preservar a função óssea e prevenir as recorrências. Em alguns casos, a terapia adjuvante, como a embolização pré-operatória ou a terapia com radiação, pode ser considerada para reduzir o risco de recorrência.[1,3,5]
- *Cisto ósseo aneurismático:* o cisto ósseo aneurismático é uma lesão óssea benigna que geralmente ocorre em pacientes mais jovens, sendo mais comum em crianças e adolescentes. Este cisto é caracterizado por uma cavidade óssea preenchida por líquido sanguinolento,

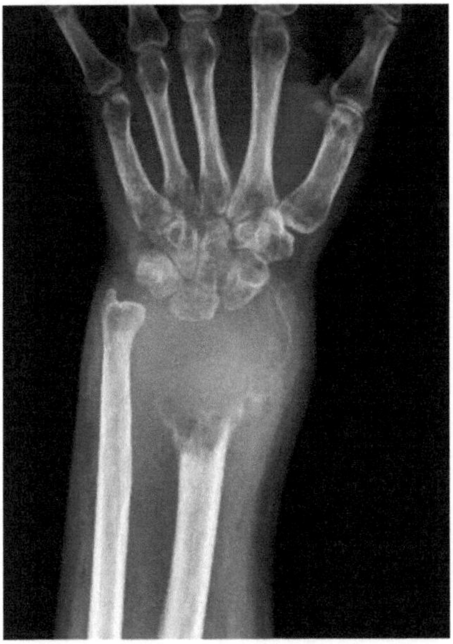

Fig. 1-1. Tumor de células gigantes: Rx de punho. Lesão de terço distal do osso do rádio insuflante, lítica com destruição de osso cortical e invasão de partes moles. (Cedido do arquivo pessoal do Dr. Glauco Mello.)

resultante de alterações vasculares no osso. O cisto ósseo aneurismático pode causar dor, inchaço e fragilidade óssea, podendo levar a fraturas patológicas.[1,3,5] O tratamento do cisto ósseo aneurismático pode variar de acordo com o tamanho, a localização e os sintomas apresentados pelo paciente. Opções de tratamento incluem observação vigilante, curetagem e enxerto ósseo, injeção de corticosteroides, embolização seletiva e, em casos raros, ressecção cirúrgica.[1,3,5]

- *Osteoblastoma:* é um tumor ósseo benigno que se origina a partir de células ósseas imaturas chamadas osteoblastos. Este tumor é mais comum em adultos jovens e pode causar dor localizada e inchaço ósseo. Geralmente ocorre na coluna vertebral, ossos longos e ossos do crânio.[1,3,5] O tratamento do osteoblastoma geralmente envolve a ressecção cirúrgica completa do tumor, com o objetivo de aliviar a dor, prevenir complicações e evitar recorrências. Em alguns casos, a embolização pré-operatória pode ser realizada para reduzir o suprimento sanguíneo do tumor e facilitar a ressecção cirúrgica. A maioria dos osteoblastomas tem um bom prognóstico após o tratamento adequado.[1,3,5]

Tumores Ósseos Malignos

- *Osteossarcoma (Fig. 1-2):* osteossarcoma ou sarcoma osteogênico é um tipo de câncer ósseo maligno que se origina a partir de células ósseas primitivas. É mais comum em adolescentes e adultos jovens e geralmente afeta os ossos

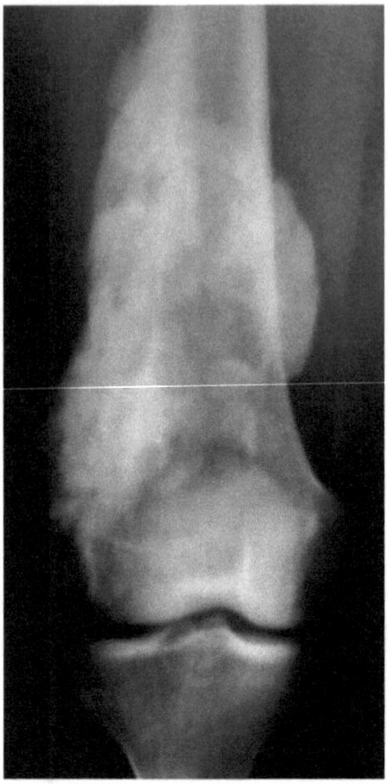

Fig. 1-2. Osteossarcoma: Rx de joelho. Lesão em fêmur distal, puramente blástica, cortical invadindo medular e partes moles. Tumor formador de osso. (Cedido do arquivo pessoal do Dr. Glauco Mello.)

longos, como fêmur, tíbia e úmero. O osteossarcoma é caracterizado por um crescimento ósseo anormal e pode causar dor óssea, inchaço e fraturas patológicas. O tratamento do osteossarcoma geralmente envolve cirurgia, quimioterapia e, em alguns casos, radioterapia.[1,3,5]

- *Condrossarcoma (Fig. 1-3):* é um tipo de câncer ósseo maligno que se desenvolve a partir de células cartilaginosas. Pode ocorrer em diferentes ossos do corpo, como pelve, fêmur e costelas. O condrossarcoma é classificado em diferentes subtipos, sendo o mais comum o condrossarcoma convencional. Os sintomas incluem dor óssea, inchaço e limitação de movimento. O tratamento do condrossarcoma geralmente envolve cirurgia, seguida por quimioterapia ou radioterapia, dependendo do estágio da doença.[1,3,5]
- *Fibrossarcoma:* o fibrossarcoma é um tipo de câncer ósseo maligno que se desenvolve a partir de células do tecido conjuntivo chamadas fibroblastos. Pode ocorrer em ossos, músculos ou tecidos moles e é mais comum em adultos. O fibrossarcoma é caracterizado por crescimento localizado, dor, inchaço e limitação de movimento. O tratamento do fibrossarcoma geralmente envolve cirurgia, seguida por quimioterapia ou radioterapia, dependendo da extensão da doença.[1,3,5]

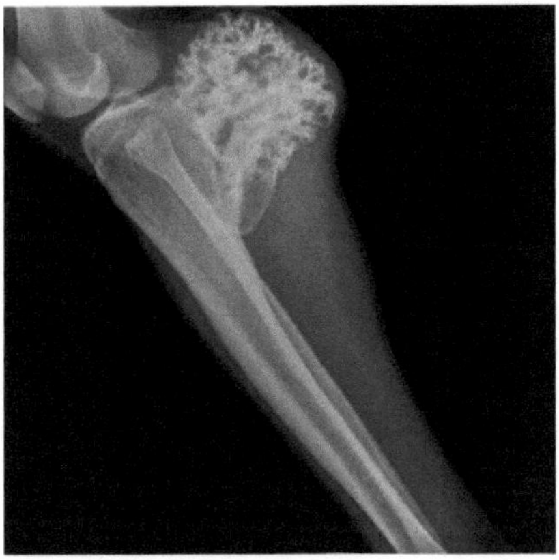

Fig. 1-3. Condrossarcoma: Rx de perna. Lesão em terço proximal da tíbia, mista (lítica + blástica), excêntrica, vegetante (Cedido do arquivo pessoal do Dr. Glauco Mello).

Tumores Ósseos Metastáticos

Metástases de cânceres originados em outros órgãos, como pulmão, mama, próstata e rim, que se disseminam para os ossos (Figs. 1-4 e 1-5). Esses são apenas alguns exemplos dos principais tipos de tumores ósseos, e existem muitas outras variantes e subtipos de tumores que podem afetar o tecido ósseo.[1-3,5]

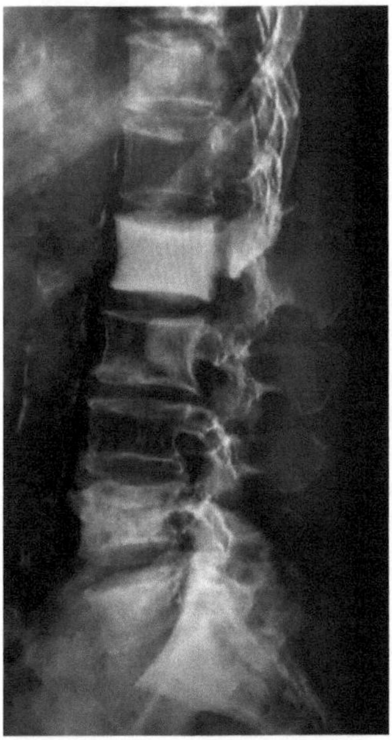

Fig. 1-4. Metástase de próstata: Rx de coluna lombar. Lesão puramente blástica, multicêntrica. (Cedido do arquivo pessoal do Dr. Glauco Mello.)

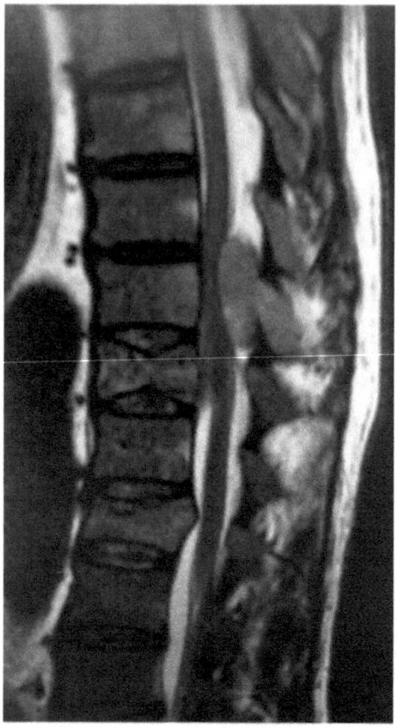

Fig. 1-5. Metástase de mama: ressonância de coluna (segmento toracolombar). Lesão mista, com predomínio lítico, multicêntrica com invasão do canal medular. (Cedido do arquivo pessoal do Dr. Glauco Mello.)

O diagnóstico preciso do tipo de tumor ósseo é fundamental para determinar o tratamento adequado e o prognóstico do paciente. O tratamento dos tumores ósseos metastáticos pode envolver uma combinação de cirurgia, quimioterapia, radioterapia e terapias-alvo, dependendo do tipo e do estágio do tumor.[1-3,5]

Tratamentos dos Tumores Ósseos

O tratamento dos tumores ósseos pode envolver uma abordagem multidisciplinar que inclui diferentes modalidades terapêuticas. O tratamento dos tumores ósseos deve ser individualizado, levando em consideração o tipo específico de tumor, o estágio da doença, as características do paciente e a resposta ao tratamento. Uma abordagem integrada e coordenada entre diferentes especialidades da equipe multidisciplinar é fundamental para garantir melhor resultado e qualidade de vida para os pacientes com tumores ósseos.

Alguns dos principais tipos de tratamento utilizados no manejo dos tumores ósseos incluem:

1. *Cirurgia:* a cirurgia é frequentemente realizada para remover o tumor ósseo, preservando ao máximo a função e a estrutura óssea. Dependendo do tipo e do estágio do tumor, a cirurgia pode envolver desde a ressecção do tumor até a reconstrução óssea.[3]

2. *Quimioterapia:* é frequentemente indicada no tratamento de tumores ósseos malignos, como o osteossarcoma e o condrossarcoma. Ela pode ser administrada antes da cirurgia (neoadjuvante) para reduzir o tamanho do tumor, após a cirurgia (adjuvante) para eliminar células cancerígenas remanescentes, ou como tratamento principal em casos de tumores inoperáveis.[4,5]
3. *Radioterapia:* a radioterapia pode ser indicada para alguns tipos de tumores ósseos, especialmente quando a cirurgia não é uma opção viável. Ela utiliza feixes de radiação de alta energia para destruir as células cancerígenas e reduzir o tamanho do tumor.[4,5]
4. *Terapias-alvo:* são tratamentos que visam especificamente as alterações genéticas ou proteicas presentes nas células cancerígenas. Elas podem ser utilizadas em combinação com outros tratamentos, como a quimioterapia, para aumentar a eficácia do tratamento.[4,5]
5. *Imunoterapia:* é uma abordagem terapêutica que estimula o sistema imunológico do paciente a reconhecer e destruir as células cancerígenas. Embora ainda em fase de estudo para tumores ósseos, a imunoterapia mostra potencial como uma opção de tratamento promissora.[4]

Perfil Cirúrgico

O tratamento cirúrgico dos tumores ósseos pode envolver diferentes abordagens, dependendo do tipo de tumor, localização, extensão e objetivo terapêutico.

A escolha do tipo de cirurgia para tumores ósseos é individualizada e baseada em uma avaliação detalhada do paciente, do tumor e dos objetivos terapêuticos. Uma abordagem multidisciplinar envolvendo cirurgiões ortopédicos, oncologistas, radiologistas e fisioterapeutas é essencial para garantir melhor resultado e qualidade de vida para os pacientes submetidos a cirurgias para tumores ósseos.[1,3-5]

1. *Ressecção intralesional:* envolve a remoção do tumor sem a preocupação de preservar margens de tecido saudável ao redor. Essa abordagem é utilizada em tumores benignos ou, nos casos em que a preservação da função e da estrutura óssea seja prioritária em relação à remoção completa do tumor, retira-se a zona reativa.[6]
2. *Ressecção marginal:* na ressecção marginal, o cirurgião remove o tumor juntamente com a zona reativa e uma margem estreita de tecido saudável ao redor. Essa técnica é empregada quando a remoção completa do tumor com margens amplas não é viável devido à localização ou extensão do tumor (tumores benignos + tumores de agressividade intermediária).[6]
3. *Ressecção óssea ampla ou alargada (tipo Wide):* envolve a remoção do tecido ósseo afetado juntamente com uma margem ampla de tecido saudável ao redor da lesão. O objetivo da ressecção óssea ampla é remover o

tecido doente, incluindo uma margem de segurança, para reduzir o risco de recorrência do tumor. Este procedimento é realizado nos casos em que a lesão é localizada e pode ser removida sem comprometer a estrutura óssea circundante de forma significativa, retirando-se lesão + zona reativa + tecido saudável (tumores agressivos intermediários e tumores de baixo grau de malignidade, alto grau de malignidade).[6]

4. *Ressecção óssea radical:* envolve a remoção completa do segmento ósseo afetado, todo o compartimento como ressecção total do fêmur, incluindo uma margem de tecido saudável ao redor da área afetada e todo o segmento compartimental (alto grau de malignidade com *skip** metástase no mesmo compartimento).[6]

TUMORES DE PARTES MOLES

As partes moles são caracterizadas por tecidos localizados entre a epiderme e as vísceras, e constituem cerca de 50% do peso corporal de um adulto. Os tumores de partes moles são raros e apresentam proliferações mesenquimais e componentes de partes moles. Atualmente, os tumores de partes moles são subdivididos em mais de 100 tumores.[7]

A maioria dos tumores de partes moles localizam-se nas extremidades, seguidos em ordem de frequência pela cavidade abdominal, retroperitônio, parede do tronco e cabeça e pescoço.[8]

Perfil dos Pacientes

Os tumores de tecidos moles são considerados raros em comparação com outros tipos de câncer, correspondem a menos de 1% de todos os tumores malignos. Pacientes diagnosticados com tumores de partes moles apresentam uma variedade de características que influenciam o manejo clínico e o prognóstico. Sendo essencial para uma abordagem individualizada e multidisciplinar, visando o melhor manejo da doença e a melhora da qualidade de vida do paciente, pode variar de acordo com o tipo específico de tumor, idade, sexo e fatores de risco associados.[9-11]

O perfil do paciente com tumores de partes moles pode ser descrito considerando diversos aspectos, tais como:

1. *Idade:* tumores de partes moles podem afetar pacientes de todas as faixas etárias, sendo o tumor maligno mais frequente na infância e na adolescência, o rabdomiossarcoma, e o menos frequente nesta faixa etária, o sarcoma sinovial. Na fase adulta, os mais incidentes são sarcoma pleomórfico indiferenciado, lipossarcoma e leiomiossarcoma. A incidência global dos

---

* *Skip*: Segundo Enneking WF et al., trata-se de um tipo de metástase no mesmo segmento do osso acometido pelo tumor, conhecida por "metástase saltitante".

tumores de partes moles varia de acordo com a idade, sendo menor em indivíduos com menos de 40 anos, aumentando em pacientes entre 40 e 60 anos e atingindo a maior porcentagem em pacientes com mais de 60 anos.

2. *Sintomas e apresentação clínica:* os pacientes com tumores de partes moles podem apresentar nódulos na região indolor, como também edema e alteração na sensibilidade local. A apresentação clínica varia de acordo com a localização e o estágio do tumor.
3. *Localização:* aproximadamente 75% estão localizados nos membros e cinturas pélvica e escapular. A coxa é o local mais acometido.[9,10]

Etiologia e Fatores de Risco

A causa da maioria dos tumores de tecido mole é desconhecida, mas alguns fatores podem ter relações:

1. *Predisposição genética:* certas condições genéticas hereditárias, síndrome de Gardner, síndrome de Gorlin, síndromes de câncer familiares, síndrome de Li-Fraumeni e retinoblastoma herdado podem aumentar o risco de desenvolver tumores de partes moles.[10,12]
2. *Radiação ionizante:* a exposição a altas doses de radiação ionizante, seja por tratamentos anteriores de radioterapia, pode aumentar o risco de tumores de partes moles.[10]
3. *Vírus:* a contaminação de vírus como o HIV pode aumentar o risco de tumores de partes moles.[13]

Principais Tipos e Características

São neoplasias que se originam nos tecidos moles do corpo, como músculos, tecido adiposo, tecido fibroso, vasos sanguíneos e nervos.

Alguns dos principais tipos de tumores de partes moles incluem:

- *Lipossarcoma:* é um tumor maligno que se desenvolve a partir de células de gordura e é um dos tipos mais comuns de sarcomas de partes moles. O tratamento do lipossarcoma geralmente envolve cirurgia para remover o tumor, seguida por possíveis sessões de radioterapia e quimioterapia, dependendo do estágio e da localização do tumor. Em casos avançados ou recorrentes, podem ser consideradas as terapias-alvo ou imunoterapia.[6,10]
- *Leiomiossarcoma:* o leiomiossarcoma é um tumor maligno que se origina de células musculares lisas e pode ocorrer em diferentes partes do corpo. O tratamento do leiomiossarcoma envolve principalmente cirurgia para remover o tumor, seguida por radioterapia e quimioterapia adjuvante, especialmente em casos de tumores de alto grau ou recorrentes. Em alguns casos, a terapia hormonal também pode ser considerada.[7,10]

- *Fibrossarcoma:* o fibrossarcoma é um tumor maligno que se forma a partir de células do tecido conjuntivo fibroso e pode ocorrer em tecidos moles e ossos. O tratamento do fibrossarcoma geralmente envolve cirurgia para remover o tumor, seguida por radioterapia e quimioterapia adjuvante, dependendo do estágio e da extensão do tumor. Em casos avançados, terapias-alvo e imunoterapia podem ser consideradas.[10]
- *Sarcoma sinovial:* é um tumor maligno que se desenvolve perto de articulações, tendões e bainhas sinoviais e pode afetar pessoas de todas as idades. O tratamento do sarcoma sinovial envolve cirurgia para remover o tumor, seguida por radioterapia e quimioterapia adjuvante. Em alguns casos, a terapia-alvo pode ser considerada, especialmente em tumores avançados ou metastáticos.[9-11]
- *Tumor desmoide:* o tumor desmoide é um tumor raro e localmente agressivo que se origina nas células musculares ou do tecido conjuntivo. O tratamento do tumor desmoide pode envolver uma abordagem multidisciplinar, incluindo cirurgia, radioterapia, terapia hormonal (em alguns casos de tumores inoperáveis), terapia-alvo e, em alguns casos, observação ativa. A escolha do tratamento depende da localização, do tamanho e do grau do tumor, bem como da presença de sintomas.[14,15]
- *Schwannoma maligno:* o schwannoma maligno é um tumor que se desenvolve a partir das células de Schwann que revestem os nervos periféricos. O tratamento do schwannoma maligno envolve a cirurgia para remoção do tumor, seguida por radioterapia em alguns casos. Em casos de tumores inoperáveis ou metastáticos, terapias-alvo e quimioterapia podem ser consideradas.[2,5]

Tratamentos dos Tumores de Partes Moles

Devido a sua baixa incidência, seu amplo espectro de subtipos, o tratamento dos tumores de partes moles apresenta-se desafiador.

1. *Cirurgia:* é indicada para os tumores que não se disseminaram para outros órgãos ou tecidos, sendo sempre realizada quando necessário.[16]
2. *Quimioterapia:* indicada tanto para tratamento primário, quanto para reduzir a incidência de metástases como em seu tratamento. Ela pode ser administrada antes da cirurgia (neoadjuvante) para reduzir o tamanho do tumor, após a cirurgia (adjuvante) para eliminar células cancerígenas remanescentes, ou como tratamento principal em casos de tumores inoperáveis ou sarcomas de alto grau.[16]
3. *Radioterapia:* também pode ser indicada. Utiliza feixes de radiação de alta energia para destruir as células cancerígenas e reduzir o tamanho do tumor.[17]
4. *Imunoterapia:* a biologia de alguns sarcomas torna-os maduros para intervenção de imunoterapia, sendo uma abordagem terapêutica que estimula o sistema imunológico do paciente a reconhecer e destruir as células cancerígenas, mais indicado no momento para sarcomas metastáticos.[18]

Perfil Cirúrgico

1. *Ressecção intralesional:* envolve a remoção do tumor sem a preocupação de preservar margens de tecido saudável ao redor.
2. *Ressecção marginal:* remoção do tumor e sua pseudocápsula com uma quantidade não significativa de tecido adjacente. Esse termo não se aplica aos tumores sem pseudocápsula e difusamente infiltrativos em tecidos adjacentes, como fibromatose de tipo desmoide e dermatofibrossarcoma.
3. *Ressecção ampla:* ressecção intracompartimental. O tumor é removido com pseudocápsula e um filete amplo de tecido normal ao redor da neoplasia, mas sem a remoção completa de todo um grupo muscular, compartimento ou osso.
4. *Ressecção radical:* remoção de todo um compartimento de tecidos moles (p. ex., compartimento anterior da coxa, quadríceps) ou osso, ou a excisão dos grupos musculares adjacentes, se o tumor for extracompartimental, além de produto de amputações.[16,19,20]

CÂNCER DE PELE

O câncer de pele é o crescimento anormal das células que compõem a pele. Sendo responsável por 31% de todos os diagnósticos desta doença no Brasil.[21]

Perfil do Paciente

O câncer de pele pode acometer qualquer indivíduo, em qualquer parte do corpo e como se apresentam em muitas formas e tamanhos, pode ser difícil de ser identificado. O perfil do paciente com câncer de pele pode ser descrito considerando diversos aspectos, tais como:

1. *Idade:* mais comum em pessoas com mais de 30 anos, devido ao tempo prolongado de exposição ao sol.[22,23]
2. *Sintomas e apresentação clínica:* "pinta" ou o "sinal" que mudam de cor ao decorrer dos anos, de formato ou de tamanho, e podem causar sangramento.[24-26]
3. *Fototipo:* fototipos I e II, têm mais risco de desenvolver a doença, por serem pele claras e que se queimam com facilidade quando se expõem ao sol. Também podem apresentar em indivíduos negros ou de fototipos mais altos, mas de forma mais rara.[26,27]

Fatores de Risco

1. Predisposição genética: no caso do melanoma, a hereditariedade desempenha um fator de risco para a doença. Assim como para o carcinoma basocelular, certas condições genéticas hereditárias como síndrome de Gorlin-Goltz, síndrome de Rombo, síndrome de Bazex-Dupré-Christol, xeroderma pigmentoso.[23,28]
2. Exposição prolongada ao sol, câmaras de bronzeamento artificial e radioterapia.[28]

Diagnóstico

1. *Exames específicos:* biópsia, inmunoistoquímica, dermatoscopia e microscopia confirmam diagnóstico de pintas ou lesões suspeitas.[28]
2. *Sistema ABCDE:* método de autoexame para os principais aspectos que precisam ser observados em manchas e pintas que aparecem na pele: A – aspecto, B – borda, C – cores, D – diâmetro, E – evolução.[25]

Principais Tipos e Características

Melanoma

Câncer mais agressivo e com risco maior de metástase. Pode aparecer em qualquer parte do corpo, na pele ou mucosas, na forma de manchas, pintas ou sinais. Em pessoas de pele negra, ele é mais comum nas áreas claras, como palmas das mãos e plantas dos pés.[23,26]

Não Melanomas

- *Carcinoma basocelular:* tipo menos agressivo e mais incidente, pode ser apresentar como ferida ou nódulo, seu crescimento é lento. Acomete mais frequentemente regiões expostas ao sol, como face, orelhas, pescoço, couro cabeludo, ombros e costas.[23,26]
- *Carcinoma epidermoide:* apresenta-se no meio de alguma ferida ou sobre uma cicatriz, principalmente aquelas decorrentes de queimadura. Mais agressivo que o carcinoma basocelular.[23,26]

Tratamentos do Câncer de Pele

Todos os casos de câncer da pele devem ser diagnosticados e tratados precocemente, inclusive os de baixa letalidade.

Melanoma

Por ser um câncer mais agressivo, o tratamento para os pacientes com a alteração genética pode ser indicado como terapia-alvo oral, capaz de retardar a progressão do melanoma e melhorar a qualidade de vida.[29]

Outros tratamentos podem ser recomendados para o tratamento dos melanomas avançados, podendo-se indicar: quimioterapia, radioterapia e imunoterapia de forma isolada ou em conjunto.[29,30]

Quando o melanoma se dissemina para os linfonodos, geralmente é recomendada a remoção cirúrgica da região linfática; o número de linfonodos retirados dependerá do estadiamento da doença. A retirada dos linfonodos pode causar o linfedema, doença crônica que se caracteriza por acúmulo de água e proteína no interstício.[31]

Não Melanoma

Os carcinomas basocelulares e espinocelulares podem ser tratados com procedimentos simples:

1. *Cirurgia excisional:* remoção do tumor com um bisturi e de uma borda adicional de pele sadia, como margem de segurança.
2. *Criocirurgia:* por meio do resfriamento rápido com nitrogênio líquido, causa destruição do tumor.
3. *Cirurgia a* laser*:* remove as células tumorais por meio do *laser* de dióxido de carbono ou *erbium* YAG *laser*.[32,33]

REFERÊNCIAS BIBLIOGRÁFICAS

1. Instituto Nacional de Câncer (Brasil). Estimativas: incidência de câncer no Brasil. Rio de Janeiro: INCA; 2022. Disponível em: http://controlecancer.bvs.br/. Acesso em: [data de acesso].
2. Tsai LY, Godoy FAC, Petrilli M de T, Viola DCM, Korukian M, Jesus-Garcia Filho R, et al. Protocolo fisioterapêutico em pacientes submetidos à endoprótese não convencional de joelho por osteossarcoma: estudo prospectivo. Rev Bras Ortop. 2007;42(3):64-70.
3. Shehadeh A, Dahleh M El, Salem A, Sarhan Y, Sultan I, Henshaw RM, et al. Standardization of rehabilitation after limb salvage surgery for sarcomas improves patients outcome. Hematol Oncol Stem Cell Ther. 2013 Sep;6(3-4):105-11.
4. Sarmento GJV, Maniaes T. Oncologia para fisioterapeutas. 2nd ed. São Paulo: Editora Manole; 2022.
5. Meohas W. Tumores Musculoesqueléticos: Manual do Residente. São Paulo: Thieme Brazil; 2015.
6. Enneking WF, Spanier SS, Goodman MA. "A system for the functional evaluation of reconstructive procedures after surgery for musculoskeletal tumors." Clin Orthop Relat Res. 1980;(153):241-246.
7. Manoel WJ, Sarmento BJ de Q, Silveira Júnior L de P, Abreu DCB de, Abreu Neto IP de, Ferreira EC. Sarcomas de alto grau: estudo retrospectivo de 131 casos. Rev Col Bras Cirurg. 2008 Apr;35(2):83-7.
8. Manoel WJ, Sarmento BJ de Q, Silveira Júnior L de P, Abreu DCB de, Abreu Neto IP de, Ferreira EC. Sarcomas de Partes Moles: Resultados do Tratamento dos Tumores de Baixo Grau. Rev Bras Cancer. 2008 Mar 31;54(1):17-24.
9. Coindre JM, Terrier P, Guillou L, Le Doussal V, Collin F, Ranchère D, et al. Predictive value of grade for metastasis development in the main histologic types of adult soft tissue sarcomas. Cancer. 2001;91(10):1914-26.
10. Cormier JN, Pollock RE. Soft Tissue Sarcomas. CA Cancer J Clin. 2004 Mar 1;54(2):94-109.
11. Groisberg R, Roszik J, Conley A, Patel SR, Subbiah V. The Role of Next-Generation Sequencing in Sarcomas: Evolution From Light Microscope to Molecular Microscope. Current Oncology Reports. 2017 Oct 13;19(12).
12. Klein JD, Kupferman ME. Li-Fraumeni syndrome presenting as mucosal melanoma: Case report and treatment considerations. Irish J, editor. Head & Neck. 2016 Oct 11;39(2):E20-2.

13. Feller L, Lemmer J, Wood NH, Yusuf Jadwat, Raubenheimer EJ. HIV-associated oral Kaposi sarcoma and HHV-8: a review. PubMed. 2007 Oct 1;9(4):129-36.
14. Nuyttens JJ, Rust PF, Thomas CR Jr, Turrisi AT 3rd. Surgery versus radiation therapy for patients with aggressive fibromatosis or desmoid tumors: A comparative review of 22 articles. Cancer. 2000;88(7):15717-1523.
15. Terayama H, Yamamoto Y, Matsuda M, Kikuchi K, Yamaguchi K, Kobayashi T. A case of mesenteric desmoid tumor successfully treated by endocrine therapy. Nihon Rinsho Geka Gakkai Zasshi. J Japan Surg Associat. 2000;61(11):3060-3065.
16. Brennan MF, Casper ES, Harrison LB, Shiu MH, Gaynor J, Hajdu SI. The Role of Multimodality Therapy in Soft-tissue Sarcoma. Ann Surg. 1991 Sep;214(3):328-38.
17. Patel SR. Radiation-induced sarcoma. Curr Treat Options Oncol. 2000 Aug;1(3):258-61.
18. Dajsakdipon T, Siripoon T, Ngamphaiboon N, Ativitavas T, Dejthevaporn T. Immunotherapy and Biomarkers in Sarcoma. Curr Treat Options Oncol. 2022 Mar 1;23(3):415-38.
19. Bonvalot S, Gronchi A, Péchoux CL, Swallow CJ, Strauss D, Meeus P, et al. Preoperative radiotherapy plus surgery versus surgery alone for patients with primary retroperitoneal sarcoma (EORTC-62092: STRASS): a multicentre, open-label, randomised, phase 3 trial. Lancet Oncol. 2020 Oct;21(10):1366-1377.
20. Jakob J, Andreou D, Bedke J, Denschlag D, Dürr HR, Frese S, et al. Ten recommendations for sarcoma surgery: consensus of the surgical societies based on the German S3 guideline "Adult Soft Tissue Sarcomas." Langenbeck's Arch Surg. 2023 Jul 11;408(1).
21. Ministério da Saúde Instituto Nacional de Câncer José Alencar Gomes da Silva Ministério da Saúde Instituto Nacional de Câncer [Internet]. 2022. Available from: https://www.inca.gov.br/sites/ufu.sti.inca.local/files//media/document//estimativa-2023.pdf
22. Niino M, Matsuda T. Age-specific skin cancer incidence rate in the world. Japa J Clin Oncol. 2021 Apr 21;51(5):848-9.
23. Leiter U, Eigentler T, Garbe C. Epidemiology of skin cancer. Adv Exp Med Biol. 2014;810:120-40.
24. Dildar M, Akram S, Irfan M, Khan HU, Ramzan M, Mahmood AR, et al. Skin cancer detection: A review using deep learning techniques. Int J Environ Res Public Health. 2021 May 20;18(10):5479.
25. Brasil M. Você conhece a regra do ABCDE? Instituto Melanoma Brasil [Internet]. Instituto Melanoma Brasil. 2019. Available from: https://www.melanomabrasil.org/voce-conhece-a-regra-do-abcde/
26. Câncer de pele [Internet]. Ministério da Saúde. Available from: https://www.gov.br/saude/pt-br/assuntos/saude-de-a-a-z/c/cancer-de-pele
27. Holm-Schou ASS, Philipsen PA, Wulf HC. Skin cancer phototype: A new classification directly related to skin cancer and based on responses from 2869 individuals. Photodermatology, Photodermatol Photoimmunol Photomed. 2018 Nov 20;35(2):116-23.
28. Treu CM, Almeida JP, Lupi O. Câncer de pele: manual teórico-prático. Editora Manole; 2021.
29. Wilson MA, Schuchter LM. Chemotherapy for Melanoma. Cancer Treat Res. 2016;167:209-29.

30. Tagliaferri L, Lancellotta V, Fionda B, Mangoni M, Casà C, Di Stefani A, et al. Immunotherapy and radiotherapy in melanoma: a multidisciplinary comprehensive review. Hum Vaccin Immunother. 2021 Apr 13;18(3).
31. Deban M, Vallance P, Jost E, McKinnon JG, Temple-Oberle C. Higher Rate of Lymphedema with Inguinal versus Axillary Complete Lymph Node Dissection for Melanoma: A Potential Target for Immediate Lymphatic Reconstruction? Current Oncology [Internet]. 2022 Aug 11 [cited 2024 Aug 19];29(8):5655-63. Available from: https://www.ncbi.nlm.nih.gov/pmc/articles/PMC9406378/
32. Breitbart EW. Cryosurgery in the treatment of cutaneous malignant melanoma. Clin Dermatol. 1990 Jan 1;8(1):96-100.
33. Sharon E, Snast I, Lapidoth M, Kaftory R, Mimouni D, Hodak E, et al. Laser Treatment for Non-Melanoma Skin Cancer: A Systematic Review and Meta-Analysis. Am J Clin Dermatol. 2020 Sep 15;22(1):25-38.

CAPÍTULO 2

AVALIAÇÃO FISIOTERAPÊUTICA AMBULATORIAL

Fabrine Souza de Albuquerque
José Fontes Júnior
Leonardo Breno do Nascimento de Aviz

MÉTODOS DE AVALIAÇÃO PARA PACIENTES COM TUMORES DOS TECIDOS ÓSSEOS E CONECTIVOS (TOC)

Com o avanço das terapêuticas oncológicas utilizadas nos cânceres do TOC como quimioterapia e técnicas cirúrgicas, parte do foco de tratamento vem sendo direcionado para a avaliação física e funcional desse perfil de paciente, especialmente no âmbito ambulatorial e pós-cirúrgico. Com isso, a avaliação fisioterapêutica é um componente essencial no manejo de pacientes com câncer ósseo e conectivo a nível ambulatorial, permitindo assim a identificação e a resolução mais eficaz de complicações físicas decorrentes da progressão do câncer e/ou do seu tratamento.[1]

A avaliação fisioterapêutica dentro do TOC é influenciada pela diversidade dos tipos de tumores, bem como suas características próprias e implicações específicas do tratamento clínico e/ou cirúrgico. Em razão disso, o fisioterapeuta deve guiar a sua investigação de forma individualizada, levando em consideração as características clínicas do tratamento oncológico e as disfunções físicas e funcionais que o paciente possa apresentar (Modelo de Avaliação no Anexo 1).

Com isso, é importante que o fisioterapeuta compreenda sobre os principais tipos de câncer do TOC e as localizações do corpo em que a doença é mais identificada (vide Capítulo 1). A compreensão desses tipos de cânceres ajuda a guiar a avaliação e na identificação das alterações físicas e funcionais que o paciente possa apresentar devido ao câncer e/ou seu tratamento.[2]

O crescimento tumoral provocado pelos cânceres do TOC, podem comprimir estruturas ósseas, ligamentares, musculares e nervosas, o que favorece o surgimento de dor e, consequentemente, aumenta as perdas funcionais. Com isso, durante a avaliação fisioterapêutica é importante que o profissional verifique os exames de imagens do paciente como radiografia, tomografia computadorizada e/ou ressonância magnética, para relacionar as alterações físicas observadas na avaliação com a clínica apresentada pelo paciente.[3]

Dentre as principais terapêuticas utilizadas no tratamento dos tumores do TOC, o tratamento cirúrgico é um dos mais utilizados. Com isso, durante a avaliação pré-operatória, especialmente a nível ambulatorial, indica-se realizar o rastreio do nível funcional do paciente por meio de escalas funcionais como o questionário da Sociedade Americana de Tumores Musculoesqueléticos (MSTS), o que permite identificar quais perfis de pacientes deverão iniciar o mais rapidamente a reabilitação física.[4]

De modo geral, a avaliação do paciente do TOC é realizada de forma semelhante à avaliação musculoesquelética convencional, com atenção às especificidades de cada caso, com o objetivo de se traçar um diagnóstico e prognóstico cinético-funcional, bem como determinar os objetivos a curto, médio e longo prazos que nortearão as condutas terapêuticas. A avaliação também permite identificar as deficiências específicas que o paciente possa apresentar como fraqueza muscular, desequilíbrio e dor, possibilitando o desenvolvimento de intervenções direcionadas para essas alterações.[5]

OBSERVAÇÃO IMPORTANTE
Alguns tipos de cânceres podem gerar metástase para os ossos como os de mama, próstata, pulmão, testículo, ovário, entre outros, que deve ser investigada no momento da avaliação. Nessa condição, é comum o paciente relatar dores nas regiões metastáticas que podem ser geradas pela invasão tumoral e/ou fratura patológica da área comprometida.[2]

São componentes da avaliação fisioterapêutica:[5]

Anamnese

Como parte inicial de qualquer avaliação fisioterapêutica, a compreensão do histórico clínico detalhado do paciente é o primeiro passo desse processo. Os detalhes obtidos no histórico dos pacientes que apresentam tumores do TOC devem incluir informações sobre como notou a lesão, há quanto tempo a massa está ou esteve presente, mudanças em seu tamanho ao longo do tempo e sintomas associados à lesão como dor em repouso, dor com atividade, dor irradiada quando a lesão é tocada.[6]

O profissional também deve procurar um histórico de trauma, tendo em vista que muitos pacientes podem associar o início do crescimento tumoral a um trauma. Embora esse histórico de trauma seja frequentemente circunstancial, ele pode desempenhar um papel importante na identificação de outras alterações físicas como miosite ossificante, enquanto exclui outras como pontos-gatilho resultantes de musculatura retraída após alguma lesão musculoesquelética.[3] Alguns componentes da anamnese são:[5,7]

- Identificação do paciente.
- Dados oncológicos (início dos sintomas, diagnóstico oncológico, estadiamento da doença, tratamento já realizado e propostas de tratamento, intenção de tratamento (curativo ou paliativo), progressão de doença).
- História da doença atual (registro cronológico e detalhado dos motivos que levaram o paciente à procura pela assistência médica/fisioterapêutica).
- História da doença pregressa (investiga as condições de saúde que o paciente teve no passado e que podem ter correlação clínica com a doença atual ou que pode ser um fator complicador para o tratamento médico ou fisioterapêutico).
- História familiar e hábitos de vida.
- Queixa principal.

Exame Físico

Durante o exame físico é fundamental que o fisioterapeuta verifique se o paciente apresenta alguma complicação física decorrente dos tratamentos cirúrgicos comumente realizados no TOC como: atrasos na cicatrização da ferida, alterações na pele, infecções, osteomielite, infecção na prótese, luxação da prótese, presença de dores, sintomas neurais como parestesia, hiperestesia e hipoestesia.[4]

Durante a avaliação física, o profissional deve estar atento à presença de inchaços, dor, vermelhidão e alterações tróficas da pele nos membros superiores e/ou membros inferiores, registrando por meio de imagem ou perimetria da área quaisquer modificações verificadas, pois podem ser sinais de compressão locorregional da drenagem venosa e/ou linfática.[6] São componentes do exame físico:[5]

- *Inspeção:* observação atenta do paciente desde a coloração e hidratação da pele, posturas antálgicas, avaliação postural, trocas de posturas, marcha e, se detectada alguma alteração, proceder com o exame específico.
- *Palpação:* objetiva encontrar áreas dolorosas, com alteração de sensibilidade, temperatura, edema, densidade e extensibilidade da pele e dos tecidos moles (avaliar aspectos e mobilidade de cicatrizes, se houver), pulsos periféricos (avalia o fornecimento de sangue arterial, importante para a avaliação de coto de pacientes amputados).
- *Discrepância de membros:* a medida de discrepância é amplamente realizada pelo exame de escanometria no qual é feita a radiografia de membros bilateralmente a fim de encontrar diferença entre o tamanho dos membros. São usadas duas placas de chumbo, no aparelho de radiografia, dividindo o filme em três segmentos: quadris, joelhos e tornozelos. Eles são radiografados separadamente.

- *Amplitude de movimento (ADM):* deve ser avaliada primeiramente de forma ativa e, se houver necessidade, de forma passiva. O movimento ativo é o movimento articular voluntário, sem assistência. A ADM passiva é frequentemente maior que a ADM ativa, e é regularmente medida por meio da goniometria. Deve-se avaliar se há a presença de dor na realização da ADM ativa e em qual angulação a dor surge.
- *Força muscular:* comumente mais avaliada por meio do Teste Muscular Manual, *Medical Research Council* (MRC) ou dinamometria.
- Nível de amputação: para os casos que necessitarem de amputação, o nível da amputação é um dos componentes que podem predizer o sucesso ou não da protetização.
- *Análise da marcha:* o padrão da marcha é um parâmetro importante na avaliação do resultado funcional no pós-operatório das cirurgias no TOC, principalmente nos casos de reconstrução da extremidade inferior. Com isso, espera-se que a marcha seja anormal após uma cirurgia de salvamento de membro na extremidade inferior devido à quantidade de osso e ressecção de tecido mole, em comparação com a cirurgia de substituição da articulação. Essa alteração é denominada de compensação da marcha.[8]

A avaliação fisioterapêutica tem como produto um diagnóstico cinético-funcional que vai nortear a construção dos objetivos terapêuticos e das condutas. A fim de auxiliar os fisioterapeutas, o Conselho Federal de Fisioterapia e Terapia Ocupacional (COFFITO) lançou a Classificação Brasileira de Diagnósticos Fisioterapêuticos (CBDF), que padroniza a terminologia e a codificação dos diagnósticos fisioterapêuticos no Brasil e pode ser acessada pelo site <https://cbdf.coffito.gov.br/> criado pelo COFFITO.[9]

UTILIZAÇÃO DE EXAMES DE IMAGEM E TESTES FUNCIONAIS

Exames de Imagem

Os exames de imagem servem para nos nortear quanto à localização da lesão, podendo identificar possíveis acometimentos oriundos dela. Na maioria das situações, a imagem é obtida antes do procedimento cirúrgico, mas com essa imagem é possível saber melhor sobre a localização do tumor e prováveis acometimentos de estruturas vasculonervosas, fraturas prévias ou apenas uma massa circunscrita em estrutura óssea ou partes moles.[10]

Deve-se atentar para o fato de o paciente ter alguma outra disfunção neurológica ou ortopédica associada que possa interferir na sua funcionalidade. Muitos pacientes, principalmente idosos, têm mais de uma condição neuromusculoesquelética que pode afetar a avaliação da atual. Por exemplo, paciente com neuropatia periférica nos pés por diabetes estará com alteração sensitiva em ambos os pés. Sempre deve ser realizada a avaliação bilateral e de condições preexistentes.

Crianças e adolescentes sobreviventes de câncer têm tido aumento em sua sobrevida (85% e 82%, respectivamente) e o que tem sido observado é uma perda da densidade mineral óssea em mais de 75% dos pacientes, e isso é evidente em exames de imagem. E nos ajuda a observar áreas com risco de fratura patológica. Além do risco de fratura, tem sido observada grande perda de força muscular. Portanto, a força desse paciente deve ser avaliada desde o início do tratamento clínico da doença até anos após seu término para que possa ser feita a intervenção adequada a fim de diminuir os prejuízos em suas AVD's, atividades sociais e, posteriormente, laborais.[11]

Testes Funcionais

Avaliação da Amplitude de Movimento (ADM)

- *Goniômetro:* para a realização da goniometria coloca-se o fulcro no meio da articulação em posição neutra com o braço fixo do goniômetro na parte que ficará parada e o braço móvel na parte do membro onde haverá a movimentação. Realiza-se o movimento e avaliam-se quantos graus essa articulação foi movimentada e registram-se os graus de movimentação.
- *Inclinômetro:* coloca-se no membro em plano neutro, realiza-se o movimento e depois observam-se quantos graus de movimento ocorreram na articulação escolhida.

Força Muscular

- *Teste manual de força:* esse teste é mundialmente utilizado e foi criado pelo *Medical Research Council* (MRC), do Reino Unido. O paciente deve realizar o movimento e o fisioterapeuta avalia seu grau de força que vai de 0 a 5, onde 0 é sem contração muscular alguma e 5 movimentação total contra uma resistência.
- *Dinamometria manual:* avalia a força muscular por meio de um aparelho de preensão palmar.

FERRAMENTAS DE AVALIAÇÃO DA DOR E FUNCIONALIDADE

Dor

Dor é uma condição subjetiva e cada indivíduo aprende a aplicação da palavra por meio de experiências relacionadas com ferimentos no início da vida. Biólogos reconhecem que aqueles estímulos que causam dor são suscetíveis a danificar tecidos, consequentemente, a dor é a experiência que associamos a danos reais ou potenciais ao tecido. Sendo assim identificada como uma sensação em regiões do corpo, além de ser sempre desagradável e, portanto, também impacta em uma experiência emocional.[12]

Em razão das características multidimensionais da dor, a Associação Internacional para o Estudo da Dor (IASP) define a dor como: "Uma experiência sensorial e emocional desagradável associada a dano tecidual real ou potencial, ou descrita em termos de tal dano." Esta definição é amplamente aceita por profissionais de saúde e pesquisadores na área da dor, sendo adotada por várias organizações profissionais, governamentais e não governamentais, incluindo a Organização Mundial da Saúde.[12]

Avanços contínuos estão sendo feitos no campo da pesquisa sobre dor musculoesquelética. Anteriormente, a dor era descrita como **nociceptiva** ou **neuropática**. Essa visão dicotômica, no entanto, excluía muitos pacientes. De fato, pacientes com fibromialgia ou dor lombar inespecífica não têm ativação óbvia de nociceptores, nem lesão ou doença comprovada do sistema nervoso somatossensorial. Com isso, um terceiro descritor foi, portanto, necessário para classificar melhor os pacientes, logo, um descritor denominado dor **nociplástica** foi criado para definir melhor os diversos quadros de dor.[13]

Além disso, a dor pode ser classificada em relação ao tempo de apresentação, podendo ser caracterizada como dor aguda ou crônica. Com isso, é fundamental que seja identificado corretamente o tipo de dor apresentada pelo paciente para que possam ser realizadas condutas específicas às suas necessidades.[14,15] Com isso, no momento da avaliação, o fisioterapeuta deve ser capaz de identificar corretamente o tipo de dor apresentado pelo paciente para que assim possa montar de forma assertiva o tratamento fisioterapêutico. Observa-se que a maioria dos quadros de dores oncológicas são de característica crônica e somática, sendo referida como dor na pele, tecido ou músculo.[16]

Em pacientes oncológicos, a dor relacionada com o câncer pode estar associada a vários fatores como o próprio crescimento tumoral, sua progressão, por meio do surgimento de metástases que podem invadir ossos, vísceras, nervos e regiões musculoesqueléticas, além de danos em tecidos nervosos periféricos induzidos por tratamentos contra o câncer, como quimioterapia, radioterapia e/ou cirurgia.[17,18]

Com os avanços no diagnóstico e no tratamento oncológico, nota-se um aumento da população sobrevivente de câncer, na qual a dor pode ser uma sintomatologia comum, apresentando uma prevalência de 40% ou mais. Além disso, a dor que se mantém persistente após o tratamento está associada a um comprometimento considerável do estado de saúde, a ponto de se tornar um determinante de saúde onipresente quando os pacientes superam a doença oncológica.[18]

Nos cânceres de TOC, compreende-se que os tumores com invasão óssea podem causar maior incidência e gravidade da dor, sugerindo assim que as células tumorais liberam substâncias promotoras de dor, como bradicinina e prostaglandina. Outro fator importante é que o número, o tamanho e a atividade dos osteoclastos podem ser significativamente aumentados, gerando casos de fraturas.[19] Nos cânceres que afetam o tecido conectivo, observa-se uma maior presença de dores musculares, principalmente em decorrência da compressão dessas estruturas, além de dores neurais, caso ocorra a invasão de regiões nervosas periféricas.[20]

Um dos tratamentos mais utilizados nos cânceres do TOC é a amputação da região afetada. Esse tipo de procedimento pode gerar um quadro denominado de dor do membro fantasma, sendo definido como sensações dolorosas que são referidas ao membro amputado. Alguns pacientes também relatam sensação de membro fantasma, que seria a sensação da presença do membro, ou outras referidas ao membro amputado, além disso, é possível apresentar dor na região do coto amputado.[21]

O manejo ideal começa com uma avaliação minuciosa por meio da história e do exame físico, bem como o uso criterioso de testes diagnósticos na tentativa de definir os componentes fisiopatológicos envolvidos na expressão da dor para implementar a terapia analgésica ideal. A avaliação da dor deve ser integrada com uma avaliação oncológica, clínica e psicossocial detalhada, sendo importante observar os sentimentos e atitudes do paciente em relação à dor e à doença e às preocupações familiares do paciente.[22]

Logo, uma abordagem de avaliação abrangente, mas objetiva, inspira confiança nos pacientes e familiares, o que será valioso durante todo o tratamento e deve incluir o motivo da consulta, histórico oncológico, histórico da dor, exame físico, rastreio de alterações ortopédicas e neurológicas, análise de exames de imagem e aplicação de questionários.[22]

A avaliação da dor relacionada com o câncer é desafiadora devido à natureza subjetiva da dor e à complexidade da doença subjacente. Na avaliação abrangente da dor, deve-se concentrar no relato do paciente, intensidade, localização, tipo e qualidade, temporalidade, histórico de dor, presença de irradiação da dor para outras áreas do corpo. Além de verificar quais fatores estão associados a exacerbação ou alívio da dor e o impacto da dor no estado funcional, físico e social.[16]

Devido a heterogeneidade dos mecanismos da dor relacionada com o câncer ser expressa por meio da natureza flutuante da sua intensidade e características clínicas do paciente, ao serem observadas novas características ou fatores que exacerbam a dor, deve-se apresentar atenção adicional e avaliação mais aprofundada por meio de questionários ou escalas.[23]

A dor aguda pode ser avaliada de forma confiável, tanto em repouso (importante para o conforto) quanto durante o movimento (importante para a função e o risco de complicações pós-operatórias), com ferramentas unidimensionais, como escala de faces associada à escala numérica (Fig. 2-1), escala numérica de dor e escala de faces, em que zero representa ausência de dor, 5 dor moderada e 10 a pior dor já vivenciada.[23]

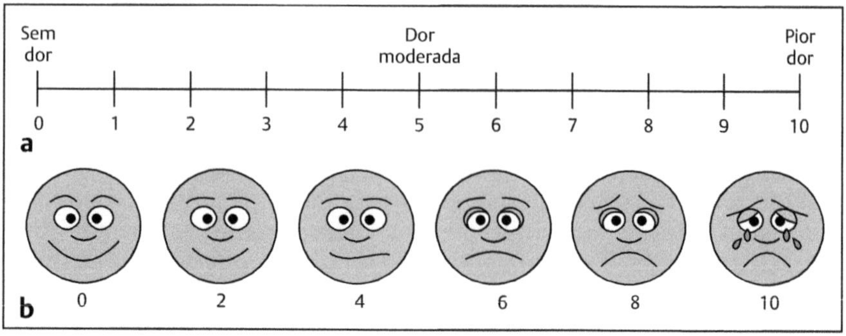

Fig. 2-1. (**a**) Escala numérica de dor e (**b**) escala de faces.

Já a avaliação da dor crônica e seu impacto nas funções físicas, emocionais e sociais exigem ferramentas qualitativas multidimensionais e instrumentos de qualidade de vida relacionados com a saúde, por isso, alguns questionários têm sido utilizados para auxiliar na padronização da avaliação dos pacientes.[23]

Dentre as ferramentas utilizadas para avaliar de forma multidimensional a dor em pacientes oncológicos, destacam-se o inventário breve de dor e o questionário de dor de McGill. Embora o questionário de dor de McGill avalie principalmente as qualidades da dor, por meio dos seus descritores, ele não avalia como a dor interfere na funcionalidade dos pacientes. Já o inventário breve de dor mede a intensidade e a localização da dor e a eficácia da terapia da dor, além de avaliar como a dor interfere no funcionamento do paciente.[24]

O uso consistente de instrumentos para avaliar a intensidade da dor auxilia no monitoramento do progresso da dor relatada pelo paciente e pode servir como base para identificar alterações físicas e funcionais que os pacientes possam apresentar. Escores elevados de dor podem alertar o fisioterapeuta para a necessidade de tratamento mais incisivo para o manejo da dor ou evidenciar a necessidade do tratamento medicamentoso associado ao não medicamentoso para auxiliar o paciente o mais rapidamente possível.[22]

Funcionalidade

A avaliação no TOC deve ser precisa e centrada no paciente e na sua função física, isso permite que o fisioterapeuta consiga identificar alterações físicas apresentadas pelo paciente e forneça informações importantes sobre os impactos funcionais experimentados por eles, tanto pela doença quanto pelo tratamento, com isso, muitos pacientes relatam prejuízo da sua funcionalidade durante ou após a finalização do tratamento oncológico.[25]

A função física do paciente oncológico é um indicador confiável da sua saúde geral e do estado funcional, tendo em vista que o câncer tem a capacidade de induzir a perda muscular e alterar a função muscular nesses indivíduos, sendo ainda mais agravada pelos efeitos tóxicos das terapias antineoplásicas. Além disso, a função física prejudicada está fortemente ligada à mortalidade do paciente. Por isso, o fisioterapeuta deve avaliar a condição física e funcional do paciente por meio de exame físico e instrumentos validados para o rastreio de perdas funcionais.[26]

Dentre os diversos instrumentos que podem ser utilizados para avaliar a funcionalidade do paciente com câncer do TOC, as escalas de incapacidade tornaram-se importantes e complementares às medidas de resultados da avaliação física dos pacientes, podendo ser utilizadas para mensurar condição musculoesquelética, funcional, qualidade de vida e dor.[27]

Com isso, a preservação da função física, especialmente após o tratamento oncológico, é um aspecto crítico para a qualidade de vida desses pacientes. Neste contexto, a avaliação funcional por meio de instrumentos específicos, como o *Musculoskeletal Tumor Society* (MSTS) e o *Toronto Extremity Salvage Escore* (TESS), torna-se indispensável (Anexo 2). Esses questionários proporcionam uma compreensão aprofundada das limitações físicas e da adaptação funcional no pós-tratamento, sendo ferramentas valiosas para guiar a reabilitação e monitorar a recuperação dos pacientes que apresentam cânceres do TOC.[28,29]

O escore da MSTS (Anexo 2) foi desenvolvido em 1993 e é utilizado como uma ferramenta objetiva para medir o resultado funcional em pacientes afetados por neoplasias e sua pontuação está disponível para membros superiores e inferiores, principalmente de cânceres do TOC. Originalmente sua aplicação foi estruturada para ser feita por um profissional, porém, atualmente, estudos verificaram a possibilidade de ser autoadministrada, além disso, essa escala pode ser aplicada mais facilmente na prática clínica, devido a seu formato reduzido quando comparada com TEES.[28,30]

Inicialmente sua aplicação foi pensada apenas para pacientes submetidos a cirurgias conservadoras, mas posteriormente também foi aplicada a pacientes amputados. O sistema de avaliação, possui valores numéricos para cada uma das seis categorias a serem avaliadas, em que três delas abrangem características gerais do paciente, como dor, atividades funcionais e aceitação emocional, e as outras três são relacionadas com itens específicos para o membro superior (posicionamento da mão, destreza manual e capacidade de levantamento) ou para o membro inferior (uso de suportes externos, capacidade de caminhar e marcha).[31]

Para o cálculo da pontuação utiliza-se uma escala de 0 a 5, em que 0 é uma função ruim e 5 uma função normal, podendo alcançar uma pontuação final máxima de 30. A pontuação final é resultado da soma de cada item, geralmente convertida em uma porcentagem, transformando os resultados em um intervalo de 0 a 100. Quanto maior for o resultado da avaliação, melhor é a função do paciente.[31]

O TESS é um questionário que avalia a função do paciente, desenvolvido e validado para pacientes entre 12 e 85 anos, sendo sua estrutura baseada nas definições de incapacidade, comprometimento e desvantagem.[32]

A avaliação consiste em questões relacionadas com limitações das atividades de vida diárias, restrições dos movimentos corporais, mobilidade, autocuidado e *performance* nas tarefas e rotinas do cotidiano. É um questionário autoaplicável composto por cinco questões sobre: ocupação (empregado, desempregado ou estudante); atividades de lazer e recreação; uso de medicação para dor, e sua frequência de uso e limitações de atividades diárias (dor, rigidez, fraqueza). Além disso, o paciente deve responder 30 questões com seis opções de resposta.[27]

Classificação Internacional de Funcionalidade (CIF)

A Classificação Internacional de Funcionalidade, Incapacidade e Saúde é uma ferramenta que objetiva unificar a linguagem da funcionalidade e da incapacidade, avaliando a pessoa de forma multidimensional, ultrapassando o modelo biomédico.[33] É dividida em duas partes, uma que avalia funcionalidade e incapacidade, abordando as funções e estruturas do corpo, atividade e participação; e a outra que avalia fatores contextuais, que abordam os fatores ambientais e pessoais, e todos esses fatores interagem entre si. Esses domínios possuem qualificadores que expressam a influência, positiva ou negativa, daquela categoria sobre a saúde do indivíduo.[34,35]

Entretanto, essa classificação não serve apenas para medir e codificar o estado funcional do indivíduo, mas permite que o profissional avalie e intervenha sob um olhar biopsicossocial, entendendo que a limitação e a incapacidade não resultam apenas da doença de base, mas são influenciadas pelo ambiente físico e social, pela cultura da pessoa e pela forma como lida com a sua situação de saúde. O acesso aos serviços de saúde também pode modificar o processo de saúde-doença, e é por isso que a CIF também contribui para políticas públicas e para inclusão social.[36,37]

REFERÊNCIAS BIBLIOGRÁFICAS

1. Ramsey DC, Gundle KR. Advances in the Functional Assessment of Patients with Sarcoma. Adv Exp Med Biol. 2020;1257:31-41.
2. Büyükceran İ, Aydın Şimşek Ş, Bayar E, Cengiz T, Coşkun HS, Dabak N. Evaluation of Bone and Soft Tissue Tumors of the Shoulder Girdle. Cureus. 2023 Sep 28;15(9):e46162.
3. Balach T, Stacy GS, Peabody TD. The Clinical Evaluation of Bone Tumors. Radiol Clin North Am. 2011 Nov;49(6):1079-93.

4. Öztürk R, Arıkan ŞM, Toğral G, Güngör BŞ. Malignant tumors of the shoulder girdle: Surgical and functional outcomes. J Orthop Surg. 2019 May 2;27(2):230949901983835.
5. O'Sullivan S, Schmitz T. Fisioterapia Avaliação e Tratamento. 5th ed. São Paulo: Manole; 2007. 1446 p.
6. Balach T, Stacy GS, Haydon RC. The Clinical Evaluation of Soft Tissue Tumors. Radiol Clin North Am. 2011 Nov;49(6):1185-96.
7. Magee, DJ. Avaliação Musculoesquelética. 5th ed. São Paulo: Manole; 2010. 1224 p.
8. Singh VA, Heng CW, Yasin NF. Gait Analysis in Patients with Wide Resection and Endoprosthesis Replacement Around the Knee. Indian J Orthop. 2018 Feb 1;52(1):65-72.
9. Mota P Pastor da, Melo DSR de, Ferreira VM. Diagnóstico Funcional na Prática do Fisioterapeuta. Esc Bahiana Med e Saúde Publica [Internet]. 2013; Disponível em: http://www.repositorio.bahiana.edu.br/jspui/bitstream/bahiana/315/1/ARTIGO PRISCILA_DEIZE_POSV.pdf
10. Zuo D, Mu H, Yang Q, Sun M, Shen J, Wang H, et al. Do reverse total shoulder replacements have better clinical and functional outcomes than hemiarthroplasty for patients undergoing proximal humeral tumor resection using devitalized autograft composite reconstruction: a case-control study. J Orthop Surg Res. 2021;16(1):1-9.
11. Marmol-Perez A, Gil-Cosano JJ, Ubago-Guisado E, Llorente-Cantarero FJ, Pascual-Gázquez JF, Ness KK, et al. Muscle strength deficits are associated with low bone mineral density in young pediatric cancer survivors: The iBoneFIT project. J Sport Heal Sci. 2024;13(3):419-27.
12. Raja SN, Carr DB, Cohen M, Finnerup NB, Flor H, Gibson S, et al. The revised International Association for the Study of Pain definition of pain: concepts, challenges, and compromises. Pain. 2020 Sep;161(9):1976-82.
13. Trouvin AP, Perrot S. New concepts of pain. Best Pract Res Clin Rheumatol. 2019 Jun;33(3):101415.
14. King W. Acute Pain, Subacute Pain, and Chronic Pain. In: Encyclopedia of Pain [Internet]. Berlin, Heidelberg: Springer Berlin Heidelberg; 2013. p. 60-3. Disponível em: http://link.springer.com/10.1007/978-3-642-28753-4_75
15. Perrot S, Cohen M, Barke A, Korwisi B, Rief W, Treede RD. The IASP classification of chronic pain for ICD-11: chronic secondary musculoskeletal pain. Pain. 2019 Jan;160(1):77-82.
16. Fink RM, Gallagher E. Cancer Pain Assessment and Measurement. Semin Oncol Nurs. 2019 Jun;35(3):229-34.
17. Bennett MI, Kaasa S, Barke A, Korwisi B, Rief W, Treede RD. The IASP classification of chronic pain for ICD-11: chronic cancer-related pain. Pain. 2019 Jan;160(1):38-44.
18. Pérez C, Ochoa D, Sánchez N, Ballesteros AI, Santidrián S, López I, et al. Pain in Long-Term Cancer Survivors: Prevalence and Impact in a Cohort Composed Mostly of Breast Cancer Survivors. Cancers (Basel). 2024 Apr 20;16(8):1581.
19. Yang P, Su Y, Zhao W, Duan C, Li Y, Zhou Y, et al. Pain management of newly diagnosed sarcoma patients at a single center. Medicine (Baltimore). 2022 Dec 9;101(49):e31422.

20. Duffy EA, Dias N, Hendricks-Ferguson V, Hellsten M, Skeens-Borland M, Thornton C, et al. Perspectives on Cancer Pain Assessment and Management in Children. Semin Oncol Nurs. 2019 Jun;35(3):261-73.
21. Ahmed A, Bhatnagar S, Mishra S, Khurana D, Joshi S, Ahmad S. Prevalence of phantom limb pain, stump pain, and phantom limb sensation among the amputated cancer patients in India: A prospective, observational study. Indian J Palliat Care. 2017;23(1):24.
22. Sharma V, de Leon-Casasola O. Cancer Pain. In: Practical Management of Pain. Elsevier; 2014. p. 335-345.e3.
23. Breivik H, Borchgrevink PC, Allen SM, Rosseland LA, Romundstad L, Breivik Hals EK, et al. Assessment of pain. Br J Anaesth. 2008 Jul;101(1):17-24.
24. Ferreira KA, Teixeira MJ, Mendonza TR, Cleeland CS. Validation of brief pain inventory to Brazilian patients with pain. Support Care Cancer. 2011 Apr 10;19(4):505-11.
25. Thanarajasingam G, Kluetz PG, Bhatnagar V, Brown A, Cathcart-Rake E, Diamond M, et al. Integrating 4 Measures to Evaluate Physical Function in Patients with Cancer (In4M): Protocol for a prospective study. medRxiv [Preprint]. 2023 Mar 9:2023.03.08.23286924.
26. Ezzatvar Y, Ramírez-Vélez R, Sáez de Asteasu ML, Martínez-Velilla N, Zambom-Ferraresi F, Izquierdo M, et al. Physical Function and All-Cause Mortality in Older Adults Diagnosed With Cancer: A Systematic Review and Meta-Analysis. Newman AB, editor. Journals Gerontol Ser A. 2021 Jul 13;76(8):1447-53.
27. Saraiva D, de Camargo B, Davis AM. Cultural adaptation, translation and validation of a functional outcome questionnaire (TESS) to Portuguese with application to patients with lower extremity osteosarcoma. Pediatr Blood Cancer. 2008 May 31;50(5):1039-42.
28. Rizzo A, Paderno M, Saccomanno MF, Milano F, Milano G. The Musculoskeletal Tumor Society Scoring system is a valid subjective and objective tool to evaluate outcomes of surgical treatment of patients affected by upper and lower extremity tumors. Musculoskelet Surg. 2024 Jun 14;108(2):201-14.
29. Shinoda Y, Iwata S, Tsukushi S, Kobayashi E, Hirose T, Yonemoto T, et al. Minimal clinically important differences in Toronto Extremity Salvage Score for patients with lower extremity sarcoma. J Orthop Sci. 2020 Mar;25(2):315-8.
30. Downie S, Stillie A, Moran M, Sudlow C, Simpson H. Patient-reported assessment of outcome after surgery for bone metastases. Orthop Rev (Pavia). 2021 Mar 31;13(1).
31. Enneking WF, Dunham W, Gebhardt MC, Malawar M, Pritchard DJ. A system for the functional evaluation of reconstructive procedures after surgical treatment of tumors of the musculoskeletal system. Clin Orthop Relat Res. 1993 Jan;(286):241-6.
32. Clayer M, Doyle S, Sangha N, Grimer R. The Toronto Extremity Salvage Score in Unoperated Controls: An Age, Gender, and Country Comparison. Sarcoma. 2012;2012:1-5.
33. Castaneda L, Bergmann A, Castro S, Koifman R. Prevalência de incapacidades e aspectos associados em mulheres com câncer de colo do útero, Rio de Janeiro, Brasil. Cad Saúde Coletiva. 2019 Sep;27(3):307-15.

34. Carvalho AM, Lucena NC de, Portela CM. Utilização da Classificação Internacional de Funcionalidade, Incapacidade e Saúde em Pacientes com Câncer Avançado em Cuidados Paliativos. Rev Bras Cancerol. 2023 Jul 28;69(3).
35. Farias N, Buchalla CM. A classificação internacional de funcionalidade, incapacidade e saúde da organização mundial da saúde: conceitos, usos e perspectivas. Rev Bras Epidemiol. 2005 Jun;8(2):187-93.
36. Werlang HZ, Oliveira GA de, Tamelini AM, Madalosso BH, Maciel Júnior F da S. Escanometria dos membros inferiores: revisitando Dr. Juan Farill. Radiol Bras. 2007;40(2):137-41.
37. Organização Mundial da Saúde. Classificação Internacional de Funcionalidade, Incapacidade e Saúde. 2008. 327 p.

Anexo 1
MODELO DE AVALIAÇÃO FISIOTERAPÊUTICA – TUMORES DO TECIDO ÓSSEO E CONECTIVO

1. Dados do Paciente

Nome: ____________________________ Data de Nascimento: __/__/___
Sexo: ( ) Masculino ( ) Feminino Diagnóstico Oncológico: __________
Histórico Médico: ____________________________

2. Queixas Principais

____
____
____
____

3. Histórico da Doença Atual

Início dos Sintomas: __/__/___
Tratamentos Realizados: ( ) Cirurgia ( ) Quimioterapia ( ) Radioterapia
Descrição dos Tratamentos: ____________________________

4. Exame Físico

a) Inspeção:
Postura: ____________________________
Deformidades: ____________________________
Edema: ____________________________
Cicatrizes: ____________________________

b) Palpação:
Sensibilidade: ____________________________
Textura dos Tecidos: ____________________________
Pontos Dolorosos: ____________________________
Massas Palpáveis: ____________________________

5. Avaliação da Dor

Escala Visual Analógica (EVA): _____/10
Descrição da Dor: ____________________________
Localização da Dor: ____________________________

6. Avaliação Funcional

Avaliação de Amplitude de Movimento

Segmento	Movimento	Direito	Esquerdo
Ombro	Flexão		
Ombro	Extensão		
Ombro	Abdução		
Ombro	Rotação interna		
Ombro	Rotação externa		
Cotovelo	Flexão		
Cotovelo	Extensão		
Punho	Flexão		
Punho	Extensão		
Quadril	Flexão		
Quadril	Extensão		
Quadril	Adução		
Quadril	Rotação interna		
Quadril	Rotação externa		
Joelho	Flexão		
Joelho	Extensão		
Tornozelo	Dorsiflexão		
Tornozelo	Flexão plantar		

Avaliação de Força Muscular (Escala de Oxford)

Segmento	Movimento	Direito	Esquerdo
Ombro	Flexão		
Ombro	Extensão		
Ombro	Abdução		
Ombro	Rotação interna		
Ombro	Rotação externa		
Cotovelo	Flexão		
Cotovelo	Extensão		
Punho	Flexão		
Punho	Extensão		
Quadril	Flexão		
Quadril	Extensão		
Quadril	Adução		
Quadril	Rotação interna		
Quadril	Rotação externa		
Joelho	Flexão		
Joelho	Extensão		
Tornozelo	Dorsiflexão		
Tornozelo	Flexão plantar		

7. Exames de Imagem e Testes Funcionais

Exames Realizados: ( ) Radiografia ( ) Tomografia Computadorizada
( ) Ressonância Magnética

Resultados dos Exames: ______________________________

Resultado Musculoskeletal Tumor Society (MSTS): ______________________

Resultado Toronto Extremity Salvage Escore (TESS): ____________________

8. Avaliação de Qualidade de Vida

Pontuação SF-36: ______________________________

9. Classificação Internacional de Funcionalidade (CIF)

____

____

____

10. Objetivos da Fisioterapia

____

____

____

11. Plano de Tratamento

a) Modalidades Terapêuticas:

____

b) Exercícios Prescritos:

____

c) Frequência e Duração:

____

Anexo 2
SISTEMA DA SOCIETY TUMOR MUSCULOSKELETAL (MSTS)

Nome:____________________________________Data de Nascimento:___/___/___
Data do preenchimento do questionário:___/___/____
Sexo: 1___ masculino 2___ feminino Data da cirurgia:___/___/___

Extremidade Superior e Inferior

- Dor ( )
  - 5: ausência de dor (sem medicação)
  - 4: intermediária
  - 3: leve/não incapacitante (analgésicos não narcóticos)
  - 2: intermediária
  - 1: moderada/incapacitante de forma intermitente (narcóticos de forma intermitente)
  - 0: severa/continuamente incapacitante (narcóticos de forma contínua)
- Função ( )
  - 5: nenhuma restrição (ausência de incapacidade)
  - 4: intermediária
  - 3: restrição recreativa (incapacidade leve)
  - 2: intermediária
  - 1: restrição ocupacional parcial (incapacidade grave)
  - 0: restrição ocupacional total (incapacidade total)
- Aceitação emocional ( )
  - 5: entusiasmado (recomendaria a outros)
  - 4: intermediária
  - 3: satisfeito (faria de novo)
  - 2: intermediária
  - 1: aceita (repetiria relutantemente)
  - 0: não gosta (não repetiria)

Extremidade Inferior

- Auxílio ( )
  - 5: nenhum (ausência de auxílio)
  - 4: intermediário (uso esporádico de órtese)
  - 3: órtese (principalmente órtese)
  - 2: intermediário (bengala ou muleta ocasionalmente)
  - 1: uma bengala ou muleta (principalmente bengala ou muleta)
  - 0: duas bengalas ou muletas (bengalas ou muletas sempre)
- Capacidade de deambulação ( )
  - 5: ilimitada (equivalente à pré-operatória)
  - 4: intermediária
  - 3: limitada (significantemente menor)
  - 2: intermediária
  - 1: somente dentro de casa (não consegue andar fora de casa)
  - 0: dependente (anda somente com assistência ou em cadeira de rodas)
- Marcha ( )
  - 5: normal (sem alterações)
  - 4: intermediária
  - 3: alteração cosmética mínima (somente alteração cosmética)
  - 2: intermediária
  - 1: alteração cosmética significativa (déficit funcional mínimo)
  - 0: deficiência significativa (déficit funcional significativo)

Escore total ( ) = ( )%

FISIOTERAPIA NAS CIRURGIAS DO TOC

CAPÍTULO 3

Seção 3-1

Pré-Habilitação

Suélen da Silva de Vargas
José Fontes Júnior

A pré-habilitação é definida como o processo de ampliação da capacidade funcional e psicológica do paciente para diminuir os potenciais efeitos deletérios de um estressor significativo, por exemplo, o procedimento cirúrgico.[1]

Conforme a literatura, as complicações pós-operatórias podem afetar 15% a 40% dos pacientes, com aumento de 2 a 4 vezes no tempo de internação no hospital e maior probabilidade de readmissões,[2] especialmente em pacientes mal preparados para grandes cirurgias eletivas. Mesmo na ausência de complicações pós-operatórias, após uma grande cirurgia, há uma redução de 20% a 40% na função física e uma deterioração significativa na qualidade de vida.[3] Com base nisso, estudos recentes já definem a pré-reabilitação como uma abordagem preventiva.[4]

Os principais objetivos na pré-habilitação são melhorar a aptidão geral, a função física e a capacidade funcional dos pacientes, minimizando assim o risco de complicações potenciais relacionadas com as intervenções clínicas ou cirúrgicas.[1,4-6] Novos estudos demonstram bons resultados em relação à qualidade de vida e tempo de internação hospitalar.[7]

Com base em avaliações individuais, a pré-reabilitação pode incluir exercícios físicos, gerenciamento nutricional (fundamental na recuperação dos tecidos), alívio da dor, suporte psicossocial, aconselhamento e técnicas de atenção plena (medidas para reduzir o estresse e a ansiedade).[1,4]

COMO IMPLEMENTAR A PRÉ-HABILITAÇÃO?

O exercício físico é a base de todos os programas iniciais de pré-habilitação. Seu objetivo é melhorar a capacidade funcional do paciente por meio de regimes estruturados que incluem treinamento aeróbico, de resistência, de fortalecimento muscular, de flexibilidade e de equilíbrio.[1]

No contexto de pré-habilitação, as intervenções aplicam exercícios sistêmicos ou exercícios específicos, dependendo da doença e das possíveis sequelas relacionadas com o tratamento.[1]

A abordagem que inclui exercícios sistêmicos, direciona-se à esperada perda de capacidade cardiovascular e musculoesquelética que ocorre após períodos prolongados de comportamento sedentário como imobilização antes e depois da cirurgia. O exercício específico é benéfico para morbidades localizadas e pode envolver os pacientes em exercícios direcionados para fortalecer os músculos ao redor da articulação afetada, ajudando a melhorar a amplitude de movimento e a estabilidade da articulação, por exemplo.[1,4]

A prescrição de exercícios deve especificar a frequência, a intensidade, o tempo e o tipo de atividade física a ser realizada. Pela recomendação da Organização Mundial da Saúde (OMS), para a população geral devem-se incluir 150 minutos de atividade moderada ou 75 minutos de atividade física intensa por semana.[4] De forma geral, os 150 minutos por semana devem ser divididos em sessões de exercício aeróbico de 30 a 40 minutos, duas a três vezes na semana, com nível de intensidade moderado (50% a 75% da frequência cardíaca máxima prevista para a idade ou escala de Borg 12 a 16, por exemplo) e que o exercício é recomendado para a pessoa com câncer em todas as fases do tratamento.[8,9]

O exercício pode ser caminhar, andar de bicicleta, nadar, dependendo da disponibilidade e da preferência do paciente. Além de exercícios aeróbicos, exercícios de fortalecimento muscular devem ser realizados ao menos duas vezes na semana, focando o fortalecimento de todos os grupos musculares solicitados na vida diária (braços, ombros, tórax, abdômen, costas, quadris e pernas) e estes devem ser realizados usando equipamentos adequados sob o controle de um fisioterapeuta.[10]

Exercícios de flexibilidade e equilíbrio também são encorajados como parte do programa de treinamento para pré-habilitação.[1]

A otimização da intensidade dos exercícios pode ser realizada por meio da monitorização da frequência cardíaca ou pelo uso da escala de Borg (Quadro 3-1-1). A escala de Borg é uma ferramenta subjetiva usada durante o exercício para estimar o esforço com base em quão extenuante o exercício é sentido. A intensidade do exercício é ajustada para alcançar as metas propostas, habitualmente 12 a 16 nos programas de pré-habilitação.[1]

Em relação ao regime ideal de exercícios, ainda não há uma definição, o que explica a diversidade de programas de pré-habilitação na literatura.

Quadro 3-1-1. Escala de percepção de esforço – Borg

Escore de BORG	Nível de esforço
6	Nenhum esforço
7 8	Extremamente leve
9 10	Muito leve
11 12	Leve
13 14	Algo pesado
15 16	Pesado
17 18	Muito pesado
19	Extremamente pesado
20	Esforço máximo

Após a implementação da pré-habilitação, é importante entender qual a duração ideal para um programa de exercícios. Essa "duração ideal" deveria ser determinada pela melhor relação entre adesão ao programa e efetividade.

No estudo de Dronkers *et al.*,[11] o programa de pré-habilitação realizado entre 2 e 4 semanas pareceu ser ineficiente, enquanto exceder 3 meses de duração pode ter uma baixa adesão dos pacientes.[5] Timmerman *et al.*,[12] mostraram que em pacientes que esperavam a cirurgia para câncer, 5 semanas de exercício pré-operatório foi suficiente para registrar melhora significativa do preparo cardiorrespiratório e da força muscular.

Nos pacientes com câncer, existe maior limitação para a realização de programas de pré-habilitação mais extensos, porém 4 a 6 semanas de pré-habilitação pode ser um período adequado para aumentar a reserva fisiológica.[13]

Portanto, estudos atuais orientam que os programas de pré-habilitação devam ser estruturados e customizados para cada paciente, por um período superior a 4 semanas. Assim, é necessário considerar o tipo de cirurgia, o estado de saúde atual do paciente e o estado atual da doença.[1]

Além disso, a pré-reabilitação envolve educar os pacientes sobre o procedimento cirúrgico e definir expectativas realistas.[4]

Nos tumores do tecido ósseo e conectivo (TOC), o papel da pré-habilitação é multifacetado e impactante. Ao incorporar condicionamento físico, educação, otimização nutricional e abordar as comorbidades, a pré-reabilitação prepara o cenário para uma experiência cirúrgica bem-sucedida, uma recuperação mais suave e melhora da qualidade de vida dos pacientes.[3,7,14]

Por outro lado, a literatura a respeito da pré-habilitação em TOC é incipiente, revelando a necessidade de pesquisas a respeito. Sabe-se que pacientes com sarcomas de membros inferiores tratados por cirurgia apresentam um risco 50% maior de limitações de atividade se comparados com outros pacientes e a pré-habilitação ocupa importante papel na abordagem dessa complicação, pois a prática regular de exercícios fortalece e melhora a resistência muscular, levando a adaptações no músculo esquelético, o que ajuda a minimizar as limitações enfrentadas antes de cirurgias potencialmente incapacitantes e pode resultar em melhores desfechos pós-operatórios.[15] Além disso, o exercício tem efeito positivo para melhora da qualidade de vida (que possui valor prognóstico),[16] funcionamento físico e impacto na eficácia do tratamento.[15]

Além disso, Corr (2017) mostrou a viabilidade de estabelecer um programa de pré-habilitação para pacientes com sarcomas ao avaliar crianças e adolescentes com sarcomas de membros inferiores com proposta de tratamento cirúrgico,[17] e pode ser ofertada tanto no contexto hospitalar quanto na atenção básica.[15,18]

Revisões sistemáticas recentes reforçam o impacto positivo da pré-habilitação nos resultados funcionais em substituições articulares em termos de melhoras no alívio da dor, função, força muscular, recuperação funcional e duração da internação hospitalar.[19]

Especialmente em pacientes do TOC, a pré-habilitação inclui a avaliação do nível basal de função para entender o potencial de reabilitação do paciente e, em casos de amputação, a viabilidade para a protetização. Também são identificados déficits físicos ou fraqueza pré-existentes, comorbidades que possam afetar a tolerância à cirurgia e ao pós-operatório, e é feita uma análise do ambiente doméstico do paciente, bem como a possibilidade de retornar a esse ambiente, com ou sem modificações.[20]

Também é importante lembrar que os benefícios da pré-habilitação se estendem além do nível individual para os sistemas de saúde e a sociedade como um todo. Ao reduzir as complicações e o tempo de recuperação associados a intervenções da terapia oncológica, a pré-habilitação pode levar à economia de custos em gastos com saúde.[9,21]

REFERÊNCIAS BIBLIOGRÁFICAS

1. Gonçalves CG, Groth AK. Prehabilitation: how to prepare our patients for elective major abdominal surgeries? Rev Col Bras Cir. 2019 Nov 25;46(5):e20192267.
2. Durrand J, Singh SJ, Danjoux G. Prehabilitation. Clin Med. 2019 Nov; 19:458-464.

3. Wynter-Blyth V,Moorthy K. Prehabilitation: preparing patients for surgery. BMJ. 2017;358.
4. Vaishya R, Mahajan RP, Sibal A. Prehabilitation: A proactive approach to enhancing outcomes in joint replacement surgery. J Clin Orthop Trauma. 2024 Mar 28;51:102398.
5. Carli F, Zavorsky GS. Optimizing functional exercise capacity in the elderly surgical population. Curr Opin Clin Nutr Metab Care. 2005;8(1):23-32.
6. Asoh T, Tsuji H. Preoperative physical training for cardiac patients requiring non-cardiac surgery. Jpn J Surg. 1981;11(4):251-5.
7. Santa Mina D, Clarke H, Ritvo P, Leung YW, Matthew AG, Katz J, et al. Effect of total-body prehabilitation on postoperative outcomes: a systematic review and meta-analysis. Physiotherapy. 2014;100(3):196-207
8. Kushi LH, Doyle C, McCullough M, Rock CL, Demark-Wahnefried W, Bandera EV, Gapstur S, et al. American Cancer Society Guidelines on nutrition and physical activity for cancer prevention: reducing the risk of cancer with healthy food choices and physical activity. CA Cancer J Clin. 2012;62(1):30-67
9. Sociedade Brasileira de Oncologia Clínica – SBOC Recomendações de atividade física durante e após tratamento oncológico. / Sociedade Brasileira de Oncologia Clínica; Instituto Nacional de Câncer; Sociedade Brasileira de Atividade Física e Saúde – São Paulo: SBOC, 2023
10. Le Roy B, Selvy M, Slim K. The concept of prehabilitation: What the surgeon needs to know? J Visc Surg. 2016;153(2):109-12.
11. Dronkers JJ, Lamberts H, Reutelingsperger IM, Naber RH, Dronkers-Landman CM, Veldman A, et al. Preoperative therapeutic programme for elderly patients scheduled for elective abdominal oncological surgery: a randomized controlled pilot study. Clin Rehabil. 2010;24(7):614-22.
12. Timmerman H, de Groot JF, Hulzebos HJ, de Knikker R, Kerkkamp HE, van Meeteren NL. Feasibility and preliminary effectiveness of preoperative therapeutic exercise in patients with cancer: a pragmatic study. Physiother Theory Pract. 2011;27(2):117-24.
13. Kim DJ, Mayo NE, Carli F, Montgomery DL, Zavorsky GS. Responsive measures to prehabilitation in patients undergoing bowel resection surgery. Tohoku J Exp Med. 2009;217(2):109-15.
14. Sharma R, Ardebili MA, Abdulla IN. Does rehabilitation before total knee arthroplasty benefit postoperative recovery? A systematic review. Indian J Orthop. 2019;53:138-147.
15. Garcia MB, Ness KK, Schadler KL (2020). Exercício e atividade física em pacientes com osteossarcoma e sobreviventes. Em: Kleinerman, ES, Gorlick, R. (eds) Avanços atuais em osteossarcoma. Avanços em Medicina Experimental e Biologia, vol 1257. Springer, Cham.
16. Quinten C, Martinelli F, Coens C, Sprangers MA, Ringash J, Gotay C, et al. A global analysis of multitrial data investigating quality of life and symptoms as prognostic factors for survival in different tumor sites. Cancer. 2014 Jan 15;120(2):302-11.
17. Corr AM, Liu W, Bishop M, Pappo A, Srivastava DK, Neel M, Rao B, Wilson T, Ness KK. Feasibility and functional outcomes of children and adolescents undergoing preoperative chemotherapy prior to a limb-sparing procedure or amputation. Rehabil Oncol. 2017 Jan;35(1):38-45.

18. Barlow RC, Chan DSY, Mayor S, Perkins C, Lawton HL, Powell AG, et al. Fit for Cancer Treatment: a prospective feasibility study of primary care initiated prehabilitation for patients with suspected cancer. BJGP Open. 2018 Oct 17;2(4):bjgpopen18X101608.
19. Waterland JL, McCourt O, Edbrooke L, Granger CL, Ismail H, Riedel B, et al. Efficacy of Prehabilitation Including Exercise on Postoperative Outcomes Following Abdominal Cancer Surgery: A Systematic Review and Meta-Analysis. Front Surg. 2021 Mar 19;8:628848.
20. Tobias K, Gillis T. Rehabilitation of the sarcoma patient-enhancing the recovery and functioning of patients undergoing management for extremity soft tissue sarcomas. J Surg Oncol. 2015 Apr;111(5):615-21.
21. Rombey T, Eckhardt H, Kiselev J, Silzle J, Mathes T, Quentin W. Cost-effectiveness of prehabilitation prior to elective surgery: a systematic review of economic evaluations. BMC Med. 2023 Jul 19;21(1):265.

Seção 3-2

Cirurgias Preservadoras de Membros

Cleima Coltri Bittelbrunn
Emília Cardoso Martinez
José Fontes Júnior
Liliana Yu Tsai
Suélen da Silva de Vargas

A cirurgia de preservação de membros é uma estratégia importante no tratamento de tumores ósseos malignos e tem como objetivo manter a funcionalidade do membro afetado e evitar a amputação. O procedimento se inicia com a ressecção do tumor, que inclui a remoção de uma margem de tecido saudável para garantir a eliminação completa das células cancerígenas. Após essa etapa, a reconstrução óssea pode ser realizada utilizando endopróteses não convencionais ou enxertos ósseos; em alguns casos, como nas hemipelvectomias internas, pode-se optar por não realizar a reconstrução. A seleção da técnica apropriada depende da localização do tumor e da condição geral de saúde do paciente. Este capítulo irá explorar algumas das técnicas e procedimentos mais comuns nessas cirurgias, cada uma com suas características específicas.

ENDOPRÓTESES NÃO CONVENCIONAIS (ENC)

A ortopedia oncológica brasileira teve um marco significativo com o desenvolvimento da primeira endoprótese não convencional nacional, projetada sob medida em acrílico, para a substituição do segmento distal do fêmur acometido por sarcoma. Esta prótese foi concebida pelo Dr. Orlando Pinto de Souza e sua realização foi publicada nos anais do 1° Congresso Latino Americano de Ortopedia e Traumatologia em 1950.[1] Em um avanço subsequente, em 1975, na Santa Casa de Misericórdia de São Paulo, o Dr. Élio Consentino realizou a primeira endoprótese não convencional de polietileno do Brasil. Este feito representou um progresso significativo na capacidade de tratar casos complexos de neoplasias ósseas.[2]

Desde então, houve um crescimento expressivo no treinamento especializado de cirurgiões oncológicos ortopédicos em todo o país. Esta preparação aprimorada tem sido crucial para aumentar de maneira significativa a quantidade e a qualidade dos procedimentos de substituição óssea oncológica realizados, beneficiando um número crescente de pacientes.[2,3]

Como o próprio nome sugere, uma endoprótese "não convencional" pode ser fabricada de maneira customizada conforme as necessidades do paciente. Elas são projetadas conforme a anatomia do segmento ósseo a ser substituído, podendo ser uma substituição total ou parcial do membro, preconizada pelo conceito de salvamento de membros *limb-salvage*. Desenvolvidas para substituir tecido ósseo comprometido, essas próteses são fabricadas em várias ligas metálicas e em polietileno de alto peso molecular, dependendo do fabricante.[2]

Os defeitos resultantes da ressecção tumoral devem ser abordados com base em princípios oncológicos-ortopédicos sólidos. Os principais fatores que determinam a escolha do método de reconstrução são:[2,4–6]

- *Alívio da dor:* priorizar a eliminação da dor causada pelo tumor ou por fraturas patológicas.
- *Estabilidade:* assegurar que o paciente tenha estabilidade suficiente para realizar as atividades diárias com segurança.
- *Mobilidade:* proporcionar a mobilidade necessária para garantir a melhor função possível da articulação afetada.
- *Durabilidade da reconstrução:* garantir que a reconstrução tenha durabilidade compatível com a expectativa de vida prolongada dos pacientes com neoplasias do esqueleto.

Mesmo lesões primárias de alto grau de malignidade, ou metástases ósseas e de tecidos moles, podem ser tratadas preservando o membro, especialmente após tratamento adequado com quimioterapia ou radioterapia, sem comprometer a sobrevida do paciente.[6–8]

As reconstruções protéticas com endopróteses não convencionais reconstroem o membro de maneira anatômica, funcional e rápida, permitindo recuperação precoce da deambulação. No entanto, essas reconstruções também apresentam várias complicações a curto e longo prazo, incluindo infecção, soltura asséptica, fratura periprotética, fratura do implante e recidiva tumoral.[2,4,6,9]

O protocolo de reabilitação após a cirurgia de preservação de membros é complexo e muda de acordo com o tipo de procedimento de reconstrução realizado. Para traçar estratégias de cuidados pré e pós-operatórios, é imperativo que a equipe de saúde possua uma compreensão abrangente do procedimento cirúrgico, juntamente com suas complicações. O processo de reabilitação envolve várias etapas, começando com uma avaliação da função e do comprometimento dos membros antes da cirurgia, seguida pela educação do paciente para acelerar a recuperação e aliviar o estresse emocional após a cirurgia. O objetivo principal da reabilitação desde o momento da alta hospitalar até o retorno para casa, é facilitar a transição do paciente para alcançar a máxima independência em suas atividades diárias.[3,5,6,10]

ENC de Tíbia Proximal

Na ENC de tíbia proximal a reconstrução do aparelho extensor é realizada com sutura do ligamento patelar na ENC e um retalho do gastrocnêmio medial é utilizado para garantir a cobertura anterior da síntese.[6]

É imprescindível respeitar o tempo de cicatrização e evoluir gradativamente na isometria de quadríceps garantindo que o tendão patelar não sofra tensão em demasia. O mais indicado é realizar a isometria inicialmente com o imobilizador com o joelho completamente estendido. O Quadro 3-2-1 demonstra em fases um modelo de protocolo de fácil aplicação e adaptação de acordo com as preferências do fisioterapeuta. Devemos sempre salientar que os exercícios devem ser gentis e graduais, respeitando os limites biológicos e o tempo de cicatrização. Deve-se discutir cada caso com o cirurgião responsável pela cirurgia e saber como foram feitas as suturas e a qualidade dos tendões dos tendões envolvidos, bem como a estabilidade final da patela.[3,5,6,10]

ENC de Fêmur Distal

Normalmente na ENC de fêmur distal temos uma abordagem anteromedial para acessar o feixe vásculo-nervoso, ligaduras arteriais e venosas bem como a exploração do nervo femoral. Para estabilidade deste joelho necessita-se de um segmento de prótese que se adapta na tíbia proximal, preservando o tendão patelar. Se a tíbia também estiver envolvida retornamos ao conceito cirúrgico anterior. Quando a cirurgia envolve a retirada da tíbia proximal a cirurgia se torna mais complexa, bem como sua reabilitação.

Apesar de termos com frequência grandes ressecções ósseas, a endoprótese não convencional de fêmur distal se comporta de maneira parecida com a artroplastia convencional de joelho quanto pensamos na reabilitação. A amplitude de flexão será reduzida, normalmente restrita à 90º de flexão, a marcha se inicia com apenas o toque do calcâneo no chão e gradativamente devemos evoluir para progressão de carga conforme a evolução.

Quadro 3-2-1. Reabilitação após reconstrução de tíbia proximal

PO 1-5 dias	PO 5 dias-6 semanas	PO > 6 semanas
▪ Manter o membro elevado para controle de edema ▪ Imobilizado com brace longo ▪ Marcha com carga parcial (tolerável) ▪ Mobilização ativa de tornozelo	▪ NÃO fletir joelho (ATIVO E PASSIVO) ▪ Fortalecimento muscular isométrico de quadríceps depois da quarta semana	▪ Iniciar flexão de joelho 90° ▪ Usar o imobilizador só para marcha

Adaptado de Shehadeh et al. 2013 e Malawer 2001.[5,6]

Quadro 3-2-2. Reabilitação após reconstrução de fêmur distal

PO 1-3 dias	PO 3 dias-2 semanas	PO 2-6 semanas	PO > 6 semanas
▪ Manter o membro elevado para controle de edema ▪ Imobilizado com brace ▪ NÃO fletir o joelho ▪ NÃO andar ▪ Iniciar isometria quadríceps	▪ Marcha com carga parcial no limite do tolerável ▪ NÃO fletir o joelho	▪ Iniciar flexão de joelho ▪ Elevação da perna reta com imobilizador se necessário ▪ Fortalecimento de quadríceps e IQT ▪ Retirar o imobilizador para andar	▪ Ganhar flexão ▪ ADM de joelho > 60°

Adaptado de Shehadeh et al. 2013 e Malawer 2001.[5,6]

É indicado marcha com muletas canadenses ou axilares e caso o paciente não se adapte podemos utilizar o andador.

Realizamos exercícios para quadril em uma fase precoce, mesmo quando o paciente ainda se encontra com imobilizador, podemos iniciar a elevação da perna reta frontal, lateral e posterior. A presença do imobilizador de joelho não inviabiliza a realização de movimentação ativa nas articulações adjacentes (Quadro 3-2-2).[3,5,6,10]

ENC Fêmur Proximal e Fêmur Total

Na ENC de fêmur proximal e fêmur distal a reinserção no mecanismo abdutor é realizada diretamente na prótese proximal. As restrições são as mesmas de uma artroplastia convencional, porém devemos lembrar que a ressecção óssea é maior, não se preserva em sua íntegra os movimentos de abdução e observa-se presente o sinal de Trendelenburg, na grande maioria dos casos. A ECN de fêmur proximal é muitas vezes realizada em pacientes metastáticos e requer um cuidado específico que discutiremos adiante. A marcha precoce é preconizada e os exercícios evoluem gradativamente até conseguirmos alcançar a funcionalidade pré-operatória. O fêmur total requer cuidados combinados de fêmur proximal e distal e o imobilizador de joelho pode ser prescrito em alguns casos para garantir conforto e estabilidade durante a marcha (Quadro 3-2-3).[3,5,6,10]

ENC de Úmero Proximal

Na ENC de úmero proximal é comumente substituída por uma endoprótese sustentada pelos músculos, tecidos moles circundantes e por meio de suturas próximas à extremidade proximal da prótese. O objetivo principal desse procedimento é estabelecer um ombro estável que melhore a funcionalidade

Quadro 3-2-3. Reabilitação após reconstrução de fêmur proximal e fêmur total

PO 1-3 dias	PO 4 dias-6 semanas	
▪ Manter abdução de 30° com triângulo ▪ Controlar rotação interna ▪ Não fletir o quadril mais que 90° ▪ Encorajar mobilização de tornozelo e joelho ▪ Sentar no leito (dia 2) ▪ Encorajar marcha com andador (dia 3) ▪ Para fêmur total manter imobilizado em extensão	▪ Marcha com carga total ▪ Fortalecimento muscular gradual (4-6 semanas para abdutores) ▪ Para fêmur total retirar a imobilização em 2 semanas e iniciar flexão de joelho	▪ Realizar abdução de quadril somente após 6-8 semanas

Adaptado de Shehadeh et al. 2013 e Malawer 2001.[5,6]

Quadro 3-2-4. Reabilitação após reconstrução de úmero proximal

PO 1-10 dias	PO > 10 dias	PO > 6 semanas
▪ Manter imobilizado com tipoia ▪ Iniciar exercícios para mão e cotovelo ▪ Evitar a extensão total de cotovelo para proteger as suturas do bíceps e coracobraquial	▪ Manter o braço com tipoia ▪ Iniciar exercícios pendulares de Codman ▪ Fortalecimento muscular cotovelo e extensão completa depois da 4ª semana	▪ Descontinuar o uso da tipoia, iniciar ADM assistida do ombro ▪ O objetivo é obter função completa do cotovelo e da mão, preservando as funções de alimentação e higiene

Adaptado de Shehadeh et al. 2013 e Malawer 2001.[5,6]

do cotovelo e da mão. Para evitar que a carga da endoprótese e do membro afete a articulação recém-criada, o paciente permanecerá com tipoia 4 a 6 semanas. A reabilitação pós-operatória inicial envolve exercícios para a amplitude de movimento do cotovelo e da mão, bem como exercícios de fortalecimento, realizados dentro dos limites da dor. É essencial que esses exercícios sejam realizados exclusivamente em posição supina, para minimizar a tensão no ombro que deve sempre permanecer na posição neutra. Após as seis semanas iniciais, um regime de exercícios restritos de ADM para a articulação do ombro, como movimentos pendulares, juntamente com exercícios intensivos de fortalecimento da cintura escapular, do cotovelo e do complexo das mãos, deve ser introduzido (Quadro 3-2-4).[6,10]

TIKHOFF-LINBERG

A escápula é um dos componentes da cintura escapular de fundamental importância para a função do ombro, permitindo movimentos como elevação, depressão, rotação para cima e para baixo, protração e retração, e serve como origem ou inserção de 17 músculos diferentes.[11]

A ressecção interescapulotorácica supraumeral (cirurgia de Tikhoff-Linberg) é um procedimento cirúrgico com conservação do membro, para o tratamento de extensos tumores ósseos e de partes moles do úmero proximal e da cintura escapular,[12] além de câncer de pele localizados nesta região.[13]

Em sua forma clássica, a cirurgia consiste na ressecção em bloco do terço proximal do úmero, terço distal da clavícula e toda a escápula, associados às partes moles adjacentes.[12] A região pode ser reconstruída com endoprótese não convencional ou osso homólogo de banco,[14] ou ser fechada apenas com o tecido mole e retalhos musculares como do grande dorsal, deltoide e trapézio inferior.[11]

Essa cirurgia está indicada nos tumores malignos extensos que não infiltram o feixe vasculonervoso e que não possam ser tratados com outros procedimentos mais conservadores.[15] A invasão da parede torácica não é uma contraindicação absoluta, podendo, a depender da extensão da doença e da disponibilidade de materiais biológicos e protéticos para realizar a ressecção e reconstrução da parede torácica, sendo essa técnica denominada Tikhoff-Linberg modificada.[16,17]

Com o objetivo de quantificar a magnitude da ressecção e a preservação de estruturas de tecido mole, foram desenvolvidos sistemas de classificação, e entre os mais utilizados estão o Sistema de Classificação de Malawer e a Classificação de Ressecções Esqueléticas da Musculoskeletal Tumor Society (MSTS).[11,18] Ambos os sistemas também incluem o *status* do manguito rotador e deltoide como sendo intacto (A) ou deficiente (B).

A complicação mais comum, sem contar as complicações clássicas de procedimentos cirúrgicos como a infecção, seroma, edema e dor, é a neuropraxia, devido ao tracionamento dos nervos durante a ressecção do tumor, que normalmente se resolve em algumas semanas. Se houver esvaziamento linfonodal importante, pode também surgir linfedema. Geralmente a amplitude de movimento nesses pacientes é reduzida, assim como a força muscular.[14]

Por proporcionar maior satisfação estética, psicológica, destreza da mão e função do membro (o que também leva a reinserção mais rápida desses pacientes nas atividades laborais) e melhor qualidade de vida, essa cirurgia é mais aceita pelos pacientes do que a amputação. Mas este procedimento só é realizado quando as margens cirúrgicas são adequadas, sendo que os pacientes devem ir para a sala de cirurgia preparados para uma amputação interescapulotorácica.[13,15]

Quadro 3-2-5. Reabilitação após cirurgia Tikhoff-Linberg

PO imediato-2 semanas	PO 2-3 semanas	PO > 3 semanas
▪ No primeiro dia de pós-operatório, é indicado uma tipoia para dar suporte ao membro superior e restringir a abdução até que a cicatrização da ferida operatória (geralmente dura duas semanas) ▪ Treino de ADM ativa e ativa-assistida de mão e punho ▪ O movimento do ombro deve ser evitado até 6 semanas após a cirurgia ▪ Evitar exercícios ativos ou de fortalecimento no membro operado enquanto estiverem com drenos e ou suturas	▪ Inicia-se a movimentação ativa na articulação do cotovelo, dentro dos limites da tipoia, movimentos de pronação e supinação do punho e movimentos passivos em ombro	▪ Avaliar retirada da tipoia ▪ Movimentação ativa de cotovelo e passiva de ombro ▪ Após a retirada das suturas, iniciar movimentação ativa de ombros, dentro do limite de cada paciente ▪ Atividades diárias são encorajadas, porém, qualquer atividade que sobrecarregue o membro deve ser evitada

Fonte: Informações extraídas e adaptadas de Lopes, 1999.[21]

Quanto aos objetivos fisioterapêuticos nessas cirurgias de ombro, não se esperam grandes resultados funcionais para a função do ombro nas Atividades de Vida Diária (AVD's), então, objetiva-se recuperar parcialmente a função do cotovelo e completamente a função de punho e mão.[19,20]

O processo de reabilitação começa com a orientação ao paciente, demonstrando o que pode ser feito no pós-operatório e quais as prováveis limitações da função (Quadro 3-2-5).

HEMIPELVECTOMIA INTERNA

A hemipelvectomia é um procedimento cirúrgico ortopédico importante indicado em situações específicas, sendo comumente realizada para sarcomas de tecidos moles e ósseos da região da pelve.[22]

As indicações mais comuns para hemipelvectomia são tumores ósseos e de tecidos moles malignos ou localmente agressivos/destrutivos da pelve e dos músculos adjacentes, especialmente osteossarcoma, condrossarcoma e sarcoma de Ewing. Em alguns casos raros, a hemipelvectomia também é necessária devido a trauma ou osteomielite.[23]

A hemipelvectomia é dividida em hemipelvectomia externa (amputação) e hemipelvectomia interna com preservação da extremidade inferior. Por muitos anos, a hemipelvectomia externa foi o método padrão de tratamento para tumores ósseos localmente agressivos e malignos na pelve.[24]

Nos últimos anos, novas técnicas cirúrgicas e esforços para ressecção com preservação do membro (hemipelvectomia interna) e reconstrução foram introduzidos.[23,24] As hemipelvectomias internas não implementam maiores taxas de recorrência da doença oncológica em comparação com amputações por hemipelvectomia externa e, em contraste, tiveram melhores resultados funcionais,[23] menor tempo de internação e foram deambuladores precoces.[25]

A hemipelvectomia interna consiste na ressecção de segmentos ósseos e tecidos comprometidos da cintura pélvica, preservando-se o feixe vásculo-nervoso femoral e nervo ciático. Desta forma é possível preservar o membro inferior dos pacientes e quando possível, restauração da estabilidade pélvica e preservação da função articular do quadril.[26] Este procedimento é dividido em quatro tipos de acordo com a classificação de Enneking. O tipo I consiste na ressecção do íleo, podendo ou não incluir a musculatura glútea; o tipo II consiste na ressecção periacetabular, podendo ou não incluir a articulação coxofemoral; o tipo III consiste na ressecção do ísquio e púbis; e o tipo IV consiste na ressecção de toda a hemipelve.[26]

A sobrevida e as complicações após a hemipelvectomia podem estar relacionadas a vários fatores diferentes, como tamanho do tumor e histopatologia, estágio da doença, condição geral do paciente e tipo de ressecção.[27] Em pacientes com tumores pélvicos, espera-se que a taxa de sobrevida em 5 anos e a recorrência sejam altas em número. Grandes tumores e envolvimento ósseo e vascular podem ser indicadores de baixa sobrevida. Um grande estudo relatou uma taxa de sobrevida de 50% após a hemipelvectomia. A recorrência e a metástase também dependem principalmente do estágio do tumor e da ressecção.[24]

As principais complicações relatadas são infecção, descência da ferida, formação de hematoma ou seroma, e necrose da pele.[28,29]

A reconstrução após a hemipelvectomia é importante para o resultado posterior e a qualidade de vida. Atualmente, há opções reconstrutivas para pacientes submetidos a salvamento de membros. Essas opções incluem artrodese, criação de uma pseudoartrose, reconstrução de aloenxerto e inserção de uma prótese de sela.[26,30]

Reabilitação da Hemipelvectomia Interna

A fisioterapia inicia-se no diagnóstico, com orientações e treino de uso de muletas.

No primeiro dia de pós-operatório (PO), o paciente pode realizar exercícios isométricos de quadríceps e ativo-livres de tornozelo no membro operado, fortalecimento global de acordo com o grau de força muscular e condição clínica do paciente. No segundo dia de PO, o paciente pode ser posicionado sentado e realizar exercícios ativo-livres de fortalecimento de quadríceps e ísquiotibiais. No terceiro dia de PO, treino de marcha com muletas sem apoio do membro operado.[31]

O apoio parcial sobre o membro operado inicia-se após seis a oito semanas de PO, mediante autorização do cirurgião oncológico ortopédico, com auxílio do andador. O apoio total será liberado após a formação de uma área de fibrose no local da ressecção cirúrgica, dando estabilidade e sustentação à cintura pélvica, o que garantirá ao paciente a possibilidade de voltar a caminhar. Esse processo pode levar até 3 meses da cirurgia. Além disso, o grau de força da musculatura do quadríceps deve ser considerada (grau 3).[26]

A preservação do nervo ciático, femoral e filamentos sacrais, garantem a manutenção, pelo menos em parte, de certos movimentos do membro inferior relacionados com a cirurgia, como flexão e extensão da coxa e da perna, dorsiflexão e flexão plantar.[26]

A reconstrução é considerada para minimizar discrepância entre membros pós cirurgia, que varia de 6 a 10 centímetros. Entretanto, não há um consenso das vantagens na funcionalidade comparando com a não reconstrução.[32]

REFERÊNCIAS BIBLIOGRÁFICAS

1. Souza OP de. Anais do 1o Congresso Latino Americano de Ortopedia e Traumatologia. Rev Arq Médicos do Município São Paulo. 1950;3:59.
2. Martinez EC. Abordagem fisioterapêutica nas endopróteses não convencionais de membros inferiores. In: Silva MF, editor. PROFISIO - Fisioterapia Traumato ortopédica [Internet]. Ciclo 3 vo. Porto Alegre: Secad; 2020. p. 37-71. Available from: www.secad.com.br
3. Tsai LY, Martinez EC. Fisioterapia nos tumores ósseos. In: Sarmento GJV, editor. Oncologia para Fisioterapeutas. Second. Ed. Manole; 2022. p. 380-9.
4. Tsai LY, Godoy FAC, Petrilli M de T, Viola DCM, Korukian M, Jesus-Garcia Filho R, et al. Protocolo fisioterapêutico em pacientes submetidos à endoprótese não convencional de joelho por osteossarcoma: estudo prospectivo TT - Physiotherapy protocol in patients submitted to non-conventional endoprosthesis of the knee due to osteosarcoma. Rev bras ortop. 2007;42(3):64-70.
5. Shehadeh A, Dahleh M El, Salem A, Sarhan Y, Sultan I, Henshaw RM, et al. Standardization of rehabilitation after limb salvage surgery for sarcomas improves patients' outcome. Hematol Oncol Stem Cell Ther. 2013 Sep;6(3-4):105-11.
6. Oren R, Zagury A, Katzir O, Kollender Y, Meller I. Principles and Rehabilitation after Limb-sparing Surgery for Cancer. In: Musculoskeletal Cancer Surgery Treatment of Sarcomas and Allied Diseases - Martin Malawer MD, Paul H Sugarbaker. Dordrecht: Kluwer Academic Publishers; 2001. p. 581-92.
7. van Kouswijk HW, van Keeken HG, Ploegmakers JJW, Seeber GH, van den Akker-Scheek I. Therapeutic validity and effectiveness of exercise interventions after lower limb-salvage surgery for sarcoma: a systematic review. BMC Musculoskelet Disord. 2023 Mar 23;24(1):216.

8. Janssen SJ, Langerhuizen DWG, Schwab JH, Bramer JAM. Outcome after reconstruction of proximal femoral tumors: A systematic review. J Surg Oncol. 2019;119(1):120-9.
9. Smolle MA, Andreou D, Tunn PU, Leithner A. Advances in tumour endoprostheses: A systematic review. EFORT Open Rev. 2019;4(7):445-59.
10. Paramanandam VS, Anuradha A Daptardar, Gulia A. Rehabilitation following Limb-Salvage Surgery in Sarcoma. J Bone Soft Tissue Tumors. 2016;2(5):19-21.
11. Houdek MT, Wilke BK, Barlow JD. Management of Scapular Tumors. Orthop Clin North Am. 2023 Jan;54(1):101-108.
12. Eshkenazy R, Corrêa D, Lopes A. Cirurgia de Tikhoff-Linberg para tratamento de condrossarcoma localmente avançado da região escápulo-umeral. Relatos de Casos. Rev Col Bras Cirurgiões. 2003;30(3).
13. Rossi AP, Cavalcante BJF, Oliveira CR, Negreiros HMC, Silva LGO, Carvalho RF, et al. Tratamento de carcinoma basoescamoso de ombro com a técnica de Tikhoff-Linberg modificada: um relato de caso. Rev Eletrônica Acervo Saúde. 2021;13(11):2-7.
14. Silva G, Alimena L, Alves B, David A, Furian R. Sarcoma histiocítico ósseo em escápula: relato de caso. Rev Bras Ortoped. 2019;54(1):095-098.
15. Lopes A, Rossi B, Penna V, Chung W, Tanaka M. Cirurgia de Tikhoff-Linberg no tratamento de osteossarcoma localmente avançado do úmero Relato de um caso. Rev Bras Ortop. 1993;28(11/12)
16. Vieira L, Vieira J, Oliveira A, Freitas R, Rabêlo F, Mira R, et al. Tratamento cirúrgico de tumores malignos envolvendo ombro e membro superior: estudo de 10 casos. Rev Bras Cancerol. 2004;50(2):127-132
17. Marshall MB, Cooper C, Carter YM. Modified Tikhoff-Linberg procedure for posterior chest wall sarcoma. Ann Thorac Surg. 2012 Oct;94(4):1328-30.
18. Serrano PM, Leite F, Silva MS, Oliveira V, Cardoso P. PROCEDIMENTO DE TIKHOFF-LINBERG - RELATO DE CASOS. Rev Port Ortop Traum. 2018;26(2):166-174.
19. Voggenreiter G, Assenmacher S, Schmit-Neuerburg KP. Tikhoff- Linberg procedure for bone and soft tissue tumors of the shoulder girdle. J Am Med Associat. 1999;134:252-257.
20. Kiss J, Sztrinkai G, Antal I, Kiss J, Szendroi M. Functional results and quality of life after shoulder girdle resections in musculoskeletal tumors. J Shoulder Elbow Surg. 2007 May-Jun;16(3):273-9.
21. Lopes A. Sarcomas de partes moles. Rio de Janeiro: MEDSI Editora Médica e Científica Ltda, 1999.
22. Guo Y, Fu J, Palmer JL, Hanohano J, Cote C, Bruera E. Comparação da reabilitação pós-operatória em pacientes comcâncer submetidos à hemipelvectomia interna e externa. Arch Phys Med Rehabil. (2011) 92 (4):620-5.
23. Wedemeyer C, Kauther MD. Hemipelvectomia – apenas uma terapia de resgate? Orthop Rev (Pavia). 2011;3(1):e4.
24. Banskota N, Yang H, Fang X, Yuan D, Zhang W, Duan H. Comparative study of pelvic sarcoma patients undergoing internal and external hemipelvectomy: A meta-analysis study. Front Surg. 2022 Oct 14.; 9:98.
25. Guo W, Li D, Tang X, Ji T. Surgical treatment of pelvic chondrosarcoma involving periacetabulum. J Surg Oncol. 2010;101:160-5.
26. Oliveira AF, Vieira LJ, Nascimento ACR, Fraga JBP, et al. Hemipelvectomia Interna: relato de oito casos. Rev Bras Ortop. 2012;47(6):776-9

27. Couto AG, Araújo B, Torres de Vasconcelos RA, Renni MJ, Da Fonseca CO, Cavalcanti IL. Survival rate and perioperative data of patients who have undergone hemipelvectomy: a retrospective case series. World J Surg Oncol. 2016;14(1):255.
28. Guo W, Li D, Tang X, Yang Y, Ji T. Reconstruction with modular hemipelvic prostheses for periacetabular tumor. Clin Orthop Relat Res. 2007; 461:180-8
29. Ogura K, Boland PJ, Fabbri N, Healey JH. Rate and risk factors for wound complications after internal hemipelvectomy. Bone Joint J. 2020 Mar;102-B (3):280-284.
30. Houdek MT, Andrews K, Kralovec ME, Kotajarvi B, Smither FC, Shives TC, et al. Functional outcome measures of patients following hemipelvectomy. Prosthetics and Orthotics International. 2016;40(5):566-572.
31. Tsai LY. Atuação da fisioterapia na hemipelvectomia interna. Oncoexperts. Disponível em: https://oncoexperts.com.br/atuacao-fisioterapeutica-na-hemipelvectomia-interna-da-cirurgia-a-funcionalidade
32. Santos RNA, Oliveira LS, Gomes AC, Carvalho DS, Silva WWC. Uso da fisioterapia aquática na reabilitação de pacientes submetidos à hemipelvectomia interna. Saúde em Foco. 2020:54:634-644.

Seção 3-3

Amputações

Liliana Yu Tsai ▪ José Fontes Júnior

PRINCIPAIS CIRURGIAS

Com o refinamento das técnicas cirúrgicas e o avançar do tratamento sistêmico, as cirurgias de preservação de membros se tornaram o padrão de tratamento, mas as amputações ainda são necessárias, em menos de 10% dos sarcomas de partes moles.[1]

A indicação da cirurgia de amputação depende da resposta do tumor ao tratamento pré-operatório, da localização da lesão, do envolvimento de estruturas neurovasculares, do tamanho do tumor, da idade do paciente, da perspectiva de crescimento da extremidade em crianças e adolescentes; prognóstico do paciente, sintomatologia, falha cirúrgica anterior.[1]

As principais cirurgias são a amputação e desarticulação. O nível da amputação depende da localização do tumor (Quadro 3-3-1). Em raros casos, pode ser realizada a amputação interescapulotorácica quando há acometimento de partes moles envolvendo a axila e ombro.[2]

PRÉ E PÓS-OPERATÓRIO

O fisioterapeuta deve-se atentar ao paciente submetido à quimioterapia neoadjuvante e adjuvante e verificar se o mesmo está com plaquetopenia e/ou anêmico para suspender ou reduzir a carga de exercícios até melhora do quadro clínico. Valor de plaquetas menor que 20 mil/mm^3 está contraindicada a cinesioterapia.[3]

A Fisioterapia está suspensa quando o paciente apresentar:[3]

- Sódio abaixo de130 mEq/L.
- Potássio abaixo de 3 mEq/L.
- Cálcio abaixo de 6 mg/dL.

Pré-Operatório

Nesta fase, o fisioterapeuta tem como meta:

Membro Inferior[4-6]

- *Avaliar aspectos cognitivos:* principalmente pacientes idosos podem apresentar alterações cognitivas coexistentes à doença oncológica, o que pode predizer dificuldades de adaptação da prótese, principalmente para colocação

Quadro 3-3-1. Localização do tumor e tipo de amputação

Localização	Tipo de cirurgia
Ombro	Desarticulação, transumeral proximal, medial ou distal
Antebraço (rádio e ulna)	Desarticulação, transradial proximal, medial ou distal
Punho	Desarticulação
Carpo	Trascarpiana
Pelve (ilio, púbis, ísquio e/ou sacro)	Hemipelvectomia
Quadril	Desarticulação
Fêmur	Transfemoral proximal, medial ou distal
Abaixo da tíbia proximal	Desarticulação joelho ou transtibial proximal, medial ou distal
Tornozelo e pé	Desarticulação, Syme, parcial do pé (transmetatarsiana, Lisfranc, Chopart)

e retirada, autonomia e independência e capacidade de compreender as orientações para o processo de reabilitação.

- Identificar risco de queda.
- Avaliar nível de mobilidade, independência e necessidade de dispositivos auxiliares.
- Treino de marcha com auxiliares.
- Exercícios de manutenção de força muscular e amplitude de movimento articular.
- Estabelecer reservas cardiorrespiratórias, pois a posição estática que os pacientes frequentemente mantêm, favorece uma redução da expansão torácica e das capacidades pulmonares.
- Orientação quanto à prevenção de deformidade por posturas viciosas (que já podem ter sido adotadas a depender da localização e volume da doença).
- Orientação sobre sensação e dor membro fantasma.
- Orientação sobre próteses: se possível, orientar para que o paciente possa conhecer uma prótese, seu mecanismo e peso. Cuidado ao afirmar que o paciente será protetizado, nem todos os pacientes se beneficiarão dela.

Membro Superior[5,7,8]

- Avaliar aspectos cognitivos.
- Orientação sobre sensação e dor membro fantasma.
- Uso de tipoia e orientação para movimentação de cotovelo e mão, quando possível.

- Avaliar dominância e se há necessidade de treino para troca de lateralidade.
- Exercícios de manutenção de força e resistência muscular e amplitude de movimento articular, para melhor sustentação e uso da prótese.
- Orientar quanto à prevenção de deformidade por posturas viciosas (que já podem ter sido adotadas a depender da localização e volume da doença).
- Orientar sobre como posicionar o braço para higiene/banho e como se vestir.

Pós-Operatório

Nesta fase as metas terapêuticas são: percepção corporal, diminuição do edema, melhora da cicatrização, sedestação, ortostatismo, deambulação precoce com auxiliares de marcha, estimular independência, prevenção de deformidades com postura viciosa do coto em flexão e abdução.[3,4]

As posturas adotadas pelos pacientes são importantes causadoras de deformidades e encurtamentos. Eles devem ser estimulados a não adotarem comportamentos que favoreçam flexão de joelho e quadril, abdução e rotação externa de quadril, bem como o apoio do coto em travesseiros, coxins ou nos dispositivos auxiliares de marcha. A posição de prona deve ser adotada para ganho/manutenção da extensão de quadril. Entretanto, alguns pacientes, principalmente idosos com outras comorbidades, principalmente de origem cardiopulmonar, podem referir incômodo com a posição.[5]

Grande parte dos pacientes amputados utilizam a cadeira de rodas como meio de locomoção nas primeiras semanas. É importante que pacientes com amputações com nível igual ou inferior à amputação transtibial utilizem cadeira de rodas com apoio adequado ao coto para manter o joelho em extensão, evitando contraturas em flexão.[5]

TRATAMENTO AMBULATORIAL

A reabilitação de uma pessoa amputada não necessariamente significa que ele fará uso de uma prótese. Em alguns casos, a prótese pode ser uma barreira, por isso ela deve ser bem indicada, levando em consideração o conhecimento da equipe e a realidade e preferência do paciente.[6]

A **pré-protetização** enfatiza o condicionamento físico, consciência corporal e preparo do coto para a protetização (Quadro 3-3-2).[9]

Na **pós-protetização** realiza-se um trabalho semelhante ao da fase de pré -protetização, enfatizando o treino com a prótese, desde que esteja com encaixe, altura e alinhamento adequados. As metas com esses pacientes são: promover autonomia para colocar e tirar a prótese (avaliar cognição do paciente) e estimular o uso da prótese.[4]

Nessa fase, onde o foco para o paciente amputado do membro inferior é o treino funcional da marcha, as condutas giram em torno de.[5,6,9]

- Treino de equilíbrio com e sem auxílio.
- Treino de transferência de peso.

Quadro 3-3-2. Fisioterapia na pré-protetização[4,9,10]

Meta	Conduta
Cicatrização e aderências	Eletrotermofototerapia, terapia manual
Conificação do coto	Enfaixamento com atadura simples até retirada dos pontos Após retirada dos pontos, enfaixamento com atadura elástica
Dessensibilização do coto	Eletrotermofototerapia, meios físicos e terapia manual
Dor no coto	Eletrotermofototerapia, terapia manual
Dor e sensação fantasma	Eletrotermofototerapia, exercícios com espelho, enfaixamento
Condicionamento físico e equilíbrio	Cinesioterapia

- Treino de passada.
- Fortalecimento dos membros superiores e do membro inferior não amputado.
- Marcha com e sem auxílio (se possível).
- Marcha com dissociação de cinturas.
- Treino de transferências (levantar e sentar, sentar no chão, levantar do chão, ajoelhar no chão, cair para frente e para trás, pegar objetos no chão).
- Treino de subida e descida de degraus e rampa.
- Treino de marcha em superfície plana e irregular.
- Treino específico para a atividade esportiva, recreativa e/ou laboral.

Geralmente pacientes submetidos à desarticulação de quadril ou hemipelvectomia externa, deambulam com um auxiliar de marcha (muleta ou bengala).[9]

Para o paciente amputado do membro superior, protetizado ou não, como o foco é a reabilitação das suas atividades de vida diária, o ideal é que seu processo de reabilitação seja realizado em conjunto com um terapeuta ocupacional.[8]

Na desarticulação do ombro, é interessante o uso de prótese de ombro, a fim de prevenir escoliose e, para facilitar o uso de bolsa, roupa com alça. Infelizmente as próteses de membro superior não são funcionais para amputações altas.[10,11]

Observação: toda prótese vem com encaixe provisório e, após o período de ajustes e treinos, o protesista faz o encaixe permanente mediante confirmação do fisioterapeuta ou médico.

PRÓTESES

As próteses para membros inferiores podem ser divididas em (Quadro 3-3-3):

- Exoesqueléticas ou convencionais.
- Endoesqueléticas ou modulares.

Seus componentes são:[6]

- O soquete ou encaixe deve envolver o coto sem comprimir a circulação sanguínea, fixar a prótese ao coto do paciente, aumentar o contato total e permitir a maior descarga terminal possível. Pode ser rígido ou flexível.
- A interface, que está entre a prótese e o coto. Pode ser acolchoada com gel ou a meia protética.
- A suspensão é como a prótese será presa ao corpo. Pode ser à vácuo, sucção passiva, interface com um pino de travamento, cintos e tiras.
- Apêndice terminal, que pode ser:
  - Mão.
  - Pé (articulado, não articulado, multiaxial ou de resposta dinâmica).
- Articulação, exemplo: joelho, que pode ser: livre, com fricção, com trava manual, auto freio, hidráulico, pneumático ou computadorizado.
- Módulo de conexão: conecta o apêndice terminal e a articulação ao soquete.

A escolha da prótese mais adequada para o paciente que se beneficiará dela depende de alguns fatores, como: nível de amputação, estado geral do coto, condição física do paciente, atividade profissional, ambiente de moradia e de trabalho, condições econômicas e colaboração do usuário da prótese.[6]

Quadro 3-3-3. Diferença entre os tipos de prótese

Prótese	Convencional	Modular
Custo	Baixo	Alto
Estrutura	Rígida	Vários componentes
Material	Madeira ou plástico	Aço, titânio, fibra de carbono ou alumínio
Peso	Pesado	Leve
Manutenção	Não permite troca de componentes	Permite troca de componentes
Estética	Menos agradável	Tem revestimento de espuma
Alinhamento	Não permite	Permite
Manutenção	Menos frequente	Mais frequente

Fonte: Informações extraídas e adaptadas de Ramos & Salles, 2005.[11]

Quando comparadas às próteses de membro inferior, as próteses de membro superior têm menor demanda. Elas são classificadas de acordo com sua finalidade, funcionalidade e formas de ativação. As próteses para membros superiores são classificadas em:[12]

- Estética, cujo objetivo é restabelecer o aspecto externo do membro.
- Ativas, que substitui o segmento amputado, e o paciente consegue acioná-la pela ativação do coto ou pela tração de tirantes.
- Mioelétricas, conseguindo controlar a prótese por meio de potenciais elétricos que captam a atividade elétrica do coto.
- Híbrido que utiliza, frequentemente, uma mão mioelétrica em combinação com um cotovelo ativado por tirantes.

REFERÊNCIAS BIBLIOGRÁFICAS

1. Jesus-Garcia R. Diagnóstico e Tratamento de Tumores Ósseos. Rio de Janeiro. Editora Elsevier; 2005. p. 174-175.
2. Moraes JA, Reis TJCC, Filho HN, Batista TP, Lucena MA. Amputação Interescapulotorácica Sob Anestesia Locorregional. Rev Col Bras Cir. 2013;40 (5):427-429.3.
3. Gerber LH et al. Rehabilitation of Cancer Patient. In DeVita VT, et al. Cancer Principles and Practice of Oncology. 3rd ed. Philadelphia JB Lippincott; 1989. p. 2333-68.
4. Tsai LY, Martinez EC. Fisioterapia nos Tumores Ósseos. In: Sarmento GJV, editor. Oncologia para Fisioterapeutas. 2. ed. Manole; 2022. p. 380-9.
5. Brasil. Ministério da Saúde. Secretaria de Atenção à Saúde. Departamento de Ações Programáticas Estratégicas. Diretrizes de atenção à pessoa amputada / Ministério da Saúde, Secretaria de Atenção à Saúde, Departamento de Ações Programáticas Estratégicas. 1. reimp. – Brasília : Ministério da Saúde, 2013.
6. Carvalho JA. Amputações de Membros Inferiores Em Busca de Plena Reabilitação. 2. ed. São Paulo. Manole; 2003.
7. Huynh THN, Kuruvilla DR, Nester MD, Zervoudakis G, Letson GD, Joyce DM, et al. Limb Amputations in Cancer: Modern Perspectives, Outcomes, and Alternatives. Curr Oncol Rep. 2023 Dec;25(12):1457-1465.
8. Boccolini F. Reabilitação: Amputados, amputações, próteses. 2. ed. São Paulo. Robe Editorial; 2000.
9. Tsai LY, Baiocchi JMT, Fisioterapia nos Tumores Ósseos e Partes Moles. In Baiocchi JMT: Fisioterapia em Oncologia. Curitiba- PR: Editora Appris; 2017. p.179-190.
10. Tsai LY. Fisioterapia nos Tumores Ortopédicos.In Vital FMR. Fisioterapia em Oncologia. Protocolos Assistenciais. Rio de Janeiro: Editora Atheneu; 2017. p. 341-345.
11. Ramos ACR, Salles ICD. Amputações de Membros Inferiores. In: Moura EW & Silva PAC. Fisioterapia. Aspecto Clínico e Práticos da Reabilitação. São Paulo: Editora Artes Médicas; 2005. p.431-491.
12. Castaneda L. Próteses de membros superiores e inferiores: indicações e confecção. In: Universidade Aberta do SUS. Universidade Federal Do Maranhão. São Luís 2021.

CAPÍTULO 4

ÓRTESES (INDICAÇÃO E USO)

Emília Cardoso Martinez ■ Liliana Yu Tsai

AUXILIARES DE MARCHA

Os auxiliares de marcha, como muletas canadenses, muletas axilares, andadores e bengalas, desempenham um papel vital na promoção da independência e melhora da qualidade de vida dos pacientes. A prescrição correta dos auxiliares de marcha é crucial para evitar complicações secundárias, como lesões por uso inadequado, desequilíbrios musculares e sobrecarga articular.[1-5]

Profissionais de saúde, especialmente fisioterapeutas, têm um papel fundamental nesse processo, pois são responsáveis por avaliar individualmente cada paciente e determinar o tipo de dispositivo mais adequado, bem como ajustar suas configurações para atender às necessidades específicas de cada caso. Além disso, a adaptação dos auxiliares de marcha deve levar em conta diversos fatores, como o tipo de lesão ou condição, o nível de mobilidade do paciente, a força e a resistência muscular, e a coordenação motora. A educação do paciente sobre o uso correto do dispositivo também é essencial para maximizar os benefícios e minimizar os riscos associados.[2,5]

A escolha adequada do dispositivo e o treinamento correto em seu uso são essenciais para maximizar os benefícios ao paciente. Estudos sobre biomecânica sugerem que alterações na velocidade de caminhada são comuns, o que pode resultar em aumento de força nos membros superiores e maior consumo de energia. Dessa forma, a gestão eficaz requer não apenas a seleção do dispositivo mais adequado para cada indivíduo, mas também a consideração cuidadosa dos benefícios e das possíveis complicações associadas ao uso de bengalas, muletas ou andadores.[1,2]

REDUÇÃO DA CARGA DE SUPORTE DE PESO

O uso de dispositivos de deambulação para reduzir a carga em uma articulação ou extremidade é uma estratégia essencial tanto em tratamentos não cirúrgicos quanto pós-operatórios.[3]

A eficácia dos dispositivos assistivos, como bengalas e muletas, em reduzir a carga de suporte de peso é bem documentada, especialmente quando usados na mão contralateral para aliviar a dor. Condições dolorosas na extremidade inferior frequentemente resultam em uma marcha antálgica, na qual o objetivo é minimizar a dor e reduzir o tempo de suporte na fase de apoio do membro afetado.[1-5]

Fatores Determinantes para a Escolha do Auxiliar de Marcha

Os fatores diferem em termos de gasto energético, descarga de peso, base de apoio e velocidade. São escolhidos de acordo com:

- O equilíbrio.
- As condições de sustentação de peso.
- A coordenação de movimentos.
- Dor.
- Demandas ambientais.
- A força muscular.

Ainda, após a avaliação e a prescrição, deve ser realizado treino de marcha com o dispositivo em questão a fim de adequar a altura do dispositivo e recomenda-se a reavaliação da marcha com o dispositivo após um período de 1 a 2 semanas para confirmar se a indicação foi correta ou se há necessidade de adequação. O acompanhamento se faz necessário para verificar se houve alterações no *status* funcional do paciente, se houve perda dos pré-requisitos necessários para o uso daquele dispositivo, ou mesmo se houve melhora de tais requisitos, sendo necessária e benéfica a readequação da prescrição.[1-5]

TIPOS DE AUXILIARES DE MARCHA

Bengala

As principais funções da bengala são aumentar a base de suporte, reduzir a descarga de peso no membro inferior afetado (em cerca de 20% a 25%) e melhorar a estabilidade dinâmica. Caso o comprometimento osteoarticular seja bilateral, é preciso avaliar ambos os membros superiores e inferiores para decidir em qual lado o uso é mais indicado, porém, em casos de comprometimento bilateral com grau moderado a alto, a bengala pode não ser o melhor dispositivo a ser indicado. Assim, bengalas podem ser prescritas para pacientes com instabilidade postural dinâmica, que apresentem quedas ou

Quadro 4-1. Indicações para uso da bengala

1. Indicação de uso	■ As bengalas são geralmente utilizadas quando é necessária uma estabilidade mínima ■ Elas podem suportar até 25% do peso do paciente ■ Ao ampliar a base de apoio de uma pessoa, as bengalas proporcionam um aumento na capacidade de equilíbrio
2. População-alvo	■ As bengalas são empregadas em uma ampla variedade de condições, dependendo do equilíbrio do paciente ■ Elas são particularmente úteis para pacientes com: • Disfunção vestibular • Deficiência visual leve • Ataxia sensorial • Dor durante a marcha

medo de cair, com amplitude de movimento do membro inferior reduzida ou com dor articular unilateral.[1-5]

A bengala única é segurada na mão oposta ao membro inferior acometido (Quadro 4-1).

Mensuração e Utilização das Bengalas[1-5]

- Coloque a bengala na mão do lado não afetado, pois isso proporciona a maior base de apoio e simula a marcha normal (Quadro 4-2).
- Se houver envolvimento bilateral, segure a bengala na mão que oferece a maior força de pegada e conforto.
- A ponta da bengala deve ser colocada a cerca de 5 cm à frente e a cerca de 15 cm lateral ao pé.
- O paciente fica em pé com o cotovelo flexionado aproximadamente 30 graus.

Bengalas excessivamente longas fazem com que o usuário aumente a flexão do cotovelo. Bengalas curtas impõem estresse excessivo na região lombossacral e induzem inclinação para a frente.[1-5]

Quadro 4-2. Padrão de marcha com bengala e andador

Tipo de marcha	Descrição
Marcha com bengala	Bengala no lado oposto da perna afetada, avançar a bengala e o membro afetado, depois o membro não afetado
Marcha com andador	Avançar o andador (todas as pontas no chão para andador padrão; deslizar para andador com rodas), depois dar um passo

Cuidados

- Inspecione a bengala regularmente; fique atento a trincas ou pontas e cabos desgastados.
- A bengala pode ser usada para subir e descer escadas (use a bengala com um corrimão, para máxima segurança).
- Use uma ponta de borracha na extremidade da bengala para ajudar a evitar escorregões e proporcionar algum amortecimento.[1-5]

Andador

As principais funções do andador são aumentar a base de suporte e reduzir a descarga de peso nos membros inferiores mais do que a bengala, além de melhorar a estabilidade, nas direções anterior e lateral. O andador deve ser posicionado levemente a frente ao corpo para uma base de suporte estável, e a sua altura deve ser ajustada de forma que apresente um ângulo entre 15° e 30° de flexão dos cotovelos. Andadores são armações geralmente de alumínio, que proporcionam suporte bilateral, dispensando o controle de um par de bengalas ou muletas. O modelo mais simples de andador tem quatro pernas, cada uma terminando em uma porta de borracha para melhorar a tração. O andador proporciona estabilidade máxima, mas deve ser levantado a cada passo. Eles são especialmente apropriados para superfícies de alto atrito. Já os andadores com duas rodas, mais recomendados para uso domiciliar e para curtas distâncias, devem ser deslizados para a frente para dar o passo. Assim, tais andadores promovem uma progressão contínua e mais suave da marcha.[2,5]

Andadores com rodas podem ser empurrados para a frente para proporcionar estabilidade moderada, eles são mais fáceis de manusear em superfícies lisas, como pisos e madeiras, entretanto os andadores de rodas são relativamente volumosos.[1,4]

Um andador devidamente ajustado permite que o centro de gravidade do usuário permaneça dentro da base do andador, mas, independentemente do tipo do andador, é necessário educar o paciente para que ele ande olhando para a frente, a fim de manter um bom alinhamento postural, uma vez que o deslocamento do centro de massa à frente predispõe a alterações posturais em flexão de tronco/quadris.[1,4]

- *Vantagens:* melhor estabilidade anterior e lateral; maior sensação de segurança; ampla base de suporte; ideal para pessoas com fraqueza de membros inferiores.[1,4]
- *Desvantagens:* uso em escadas contraindicado; volumoso; padrão de marcha mais lento e controlado; requer maior atenção; reduz o balanço dos membros superiores; não é aconselhável para pessoas com déficit cognitivo e fraqueza de membros superiores; maior gasto energético; flexão de tronco não funcional.[1,6]

Mensuração para Uso do Andador

Observe a posição do paciente – meça na posição em pé com a cintura escapular e os braços relaxados ao lado do corpo. Peça ao paciente para ficar ereto e olhar diretamente para a frente.[1,4]

- Ajuste o pegador do andador ao nível punho (Quadro 4-2).
- O ângulo do cotovelo deve ser de aproximadamente 20-30 graus.

Certifique-se de que há largura e profundidade adequadas para permitir que o paciente caminhe confortavelmente dentro do andador.[1,4]

Cuidados[1-5]

- Manter a postura ereta.
- Não se posicionar muito atrás ou muito à frente do andador.
- Olhar para a frente, em vez de olhar para os pés.
- Nunca use em escadas ou terrenos irregulares.[1,4]

Muletas

As muletas são utilizadas por pacientes que necessitam transferir mais peso para os braços do que é possível com uma bengala. As muletas permitem suportar até 80% do peso do corpo com uma única muleta e até 100% do peso do corpo com duas muletas. As muletas requerem um gasto energético significativo, e o ajuste adequado é imprescindível.[3]

As muletas são úteis para indivíduos que necessitam usar seus membros superiores para sustentação de peso e propulsão. Essa transferência de peso para os membros superiores permite a deambulação funcional e, ao mesmo tempo, mantém uma situação de sustentação de peso restrita. Em geral, são utilizadas bilateralmente. Indicada quando há incapacidade de descarregar completamente o peso nos membros inferiores.[1,4]

Muletas Axilares

As muletas axilares geralmente são feitas de madeira ou alumínio. São conhecidas como muletas axilares porque a parte superior da muleta encosta nas axilas. A muleta axilar nunca deve ser usada como área de apoio porque a muleta pode colidir com nervos e vasos superficiais. A parte superior geralmente é coberta com borracha esponjosa para aumentar o atrito e amortecer o estresse contra o peito (Quadro 4-3).

Quadro 4-3. Vantagens e desvantagens dos diferentes tipos de muletas

Tipo de muleta	Vantagens	Desvantagens
Muletas canadenses	▪ Permitem mobilidade em escadas, além de facilitar a entrada e a saída de automóveis ▪ A empunhadura pode ser solta sem que a muleta caia	▪ Menor apoio lateral devido à ausência da barra axilar ▪ Requer maior controle e força nos membros superiores ▪ Geralmente mais caras do que as muletas axilares
Muletas axilares	▪ Fornecem maior apoio e são boas para pessoas com força limitada nas mãos ▪ Proporcionam boa estabilidade para pessoas com dificuldades de equilíbrio ▪ Fáceis de usar para iniciantes, pois dão apoio pela axila e mãos	▪ A regulação inadequada do apoio axilar pode causar compressão do nervo e/ou artéria axilar ▪ Uso restrito a ambientes amplos

Mensuração para Uso de Muletas[1,6]

Para ajustar a altura:

1. Posicione a almofada axilar aproximadamente 3 polegadas (3-5 dedos) abaixo da axila.
2. A ponta da muleta deve estar aproximadamente 5 a 10 cm lateralmente e 15 cm anterior ao pé.

Para posicionar a empunhadura:

- Peça ao paciente para relaxar o braço ao lado do corpo
- Ajuste a empunhadura ao nível do punho (alternativamente, ajuste à altura do trocânter maior do fêmur).
- O ângulo do cotovelo deve ser de aproximadamente 20-30 graus.

Certifique-se de que as medições sejam feitas com o indivíduo calçando sapatos. O calçado ideal inclui um salto neutro, com adequado suporte para o calcanhar e sola antiderrapante.[1,6]

Cuidados

1. Nunca apoiar a axila nas muletas; isso pode levar a lesões nervosas
2. Não utilizar as muletas posicionadas na axila para sentar ou ficar em pé; sempre coloque as muletas em uma mão e use o braço/perna não afetado para ajudar ao sentar e ficar em pé.
3. Evite obstáculos; não tente passar por cima deles; em vez disso, contorne-os.
4. Usar sapatos baixos para proporcionar uma boa base de apoio.
5. Em condições climáticas ruins, vá devagar e dê passos menores para ajudar a prevenir escorregões em superfícies escorregadias.[1,6]

Tipos de Marcha

Os padrões de marcha dependem da habilidade de mover os pés de forma recíproca, suportar a carga total em cada perna, levantar o corpo do chão estendendo os cotovelos e pressionar as mãos mantendo o equilíbrio. Em condições fora do cotidiano pode ser necessário ajustar esses padrões de marcha.[1,2]

Marcha de Dois Pontos

A marcha de dois pontos é indicada quando há fraqueza em ambos os membros inferiores ou coordenação deficiente. A sequência de movimentos nesse padrão de marcha é a seguinte: muleta esquerda e pé direito juntos; muleta direita e pé esquerdo juntos. Essa marcha possui como vantagem a velocidade mais rápida do que na marcha em quatro apoios. Porém, como desvantagem, existe a dificuldade em aprender a sequência dos movimentos.[1,2]

Marcha de Três Pontos

É indicada quando há incapacidade de descarregar o peso em um dos membros inferiores, membro acometido por fratura, dor, amputação, pós-operatório, entre outros. Com duas ajudas, geralmente muletas, o paciente deve avançar ambas as ajudas simultaneamente com o membro inferior afetado e depois dar um passo à frente com o membro não afetado. Essa marcha reduz a carga na perna afetada. Indivíduos que têm dificuldade em restringir a sustentação de peso geralmente deslocam o centro de gravidade de corpo em direção ao lado não envolvido para reduzir a carga no membro afetado.[1,2]

Marcha de Quatro Pontos

É indicada quando há fraqueza em ambos os membros inferiores ou coordenação insuficiente. A sequência de movimentos nesse padrão de marcha é a alternância entre os membros, ou seja, muleta esquerda, pé direito; muleta direita, pé esquerdo. Possui como vantagem a garantia de estabilidade uma vez que sempre há três pontos de apoio no solo. A desvantagem é a baixa velocidade de marcha e a necessidade de coordenação dos movimentos por parte dos pacientes. Com duas bengalas ou muletas, o paciente deve avançar a ajuda direita, depois o pé esquerdo, depois a ajuda esquerda, seguida do pé direito.[1,2]

A marcha com muletas altera estruturalmente características da marcha, como amplitude de movimento, ponto de contato com o chão, velocidade, distribuição de pressões nos membros superiores e inferiores, entre outros. A porcentagem de carga parcial, velocidade e eficiência variam entre os diferentes tipos de marcha com muletas. Portanto, cada tipo de marcha e tipo de muleta deve ser prescrito com base nas necessidades individuais e nas capacidades físicas de cada paciente (Quadro 4-4).

Quadro 4-4. Indicações e caracterização dos tipos de marcha

Tipo de marcha	Indicações	Sequência	Vantagens	Desvantagens
Marcha em quatro pontos	Fraqueza em ambas as pernas ou coordenação ruim	Muleta esquerda, pé direito, muleta direita, pé esquerdo. Repetir	Excelente estabilidade com três pontos de contato em todos os momentos	Velocidade de caminhada lenta
Marcha em três pontos	Incapacidade de suportar peso total em uma perna	Mova ambas as muletas e o membro mais fraco para a frente, suporte todo o peso nas muletas, mova o membro inferior mais forte para a frente e repita	Elimina toda a carga suportada da perna afetada	Requer bom equilíbrio
Marcha em dois pontos	Fraqueza em ambas as pernas ou má condição	Com dois dispositivos, avance a muleta direita e o pé esquerdo, seguido pela muleta esquerda e o pé direito	Movimento recíproco promovido, velocidade mantida, simula de perto a marcha normal	Difícil de aprender o padrão, menos estável

ÓRTESES DE COLUNA

As órteses de coluna, sejam cervicais, torácicas ou lombossacras, desempenham uma função crucial na reabilitação de lesões e no alívio da dor ao longo da coluna vertebral. Cada tipo de órtese possui indicações específicas, providenciando suporte e estabilização adequados às diferentes regiões da coluna (Quadro 4-5).[7,8]

Órteses Cervicais (Fig. 4-1)

- *Colar cervical:* usado para aliviar contraturas musculares na região cervical, proporcionando suporte aos pontos occipital e mentoniano sem limitar a movimentação.
- *Colar Philadelphia:* indicado para limitar movimentos do pescoço, especialmente em casos de pré e pós-operatório de tumores na região cervical (C1 a C7).[7,8]

Quadro 4-5. Indicações gerais para órteses de coluna

	Indicação	Pontos de apoio	Observação
Cervical			
Colar cervical	Alívio de contratura muscular cervical	Occipital e mentoniano	Não restringe movimentação da cervical
Colar Philadelphia	Limitação do movimento cervical. Pré e PO de tumor na região de C1 a C7	Occipital e mentoniano	
Torácica			
Colete bivalvado	Imobilização da coluna toracolombar		Feito de polipropileno, sob medida
Colete Jewett	Tratamento conservador de fratura toracolombar (T11-L2) impede a hipercifose torácica; imobiliza a região toracolombar	Manúbrio e sínfise púbica	
Colete Putti alto	Auxilia na diminuição do quadro álgico na região toracolombar		Não restringe a movimentação. Feito de tecido e barbatanas de alumínio
Lombossacra			
Colete Putti baixo	Auxilia na diminuição do quadro álgico na região lombar		Não restringe movimentação. Feito de tecido e barbatanas de alumínio

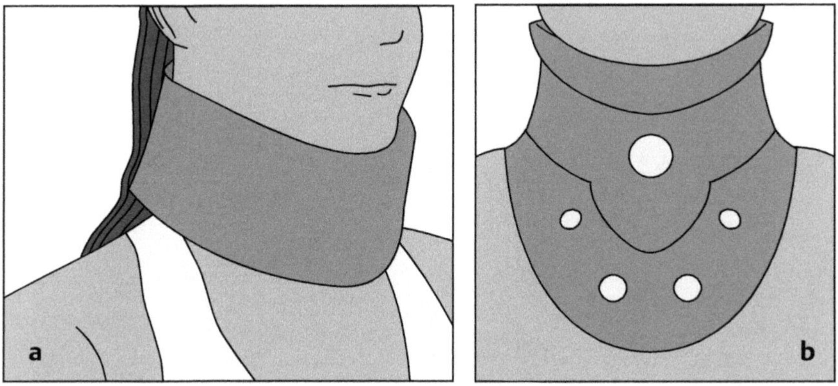

Fig. 4-1. (**a**) Colar cervical de espuma. (**b**) Colar cervical Philadelphia.

Órteses Torácicas

- *Colete bivalvado:* proposto para imobilizar a coluna toracolombar, é feito sob medida em polipropileno.
- *Colete Jewett:* ideal para tratamento conservador de fraturas na região toracolombar (T11-L2), previne hipercifose torácica e estabiliza a coluna (Fig. 4-2).
- *Colete Putti alto:* auxilia na redução da dor na região toracolombar e é confeccionado para não restringir o movimento, utilizando tecido e barbatanas de alumínio (Fig. 4-3a).[7,8]

Órteses Lombossacras

- Colete Putti baixo: também ajuda no alívio da dor lombar, com estrutura semelhante ao Putti alto que não limita a mobilidade (Fig. 4-3b).
- Na prática clínica, coletes como Jewett e Putti fornecem suporte crucial em lesões vertebrais, prevenindo novas fraturas e melhorando a qualidade de vida de pacientes sem intervenções cirúrgicas.[7,8]

Na prática clínica, a utilização de coletes como Jewett e Putti é essencial para o tratamento de lesões na coluna vertebral. O colete Jewett é particularmente eficaz para tratar lesões causadas por metástases ou lesões primárias, proporcionando estabilização vital em casos de fraturas compressivas na região toracolombar. Essa órtese limita a flexão da coluna vertebral, reduzindo significativamente o risco de novas fraturas, aliviando a dor e garantindo estabilidade estrutural. Seu objetivo principal, no contexto das metástases espinhais, é melhorar a qualidade de vida dos pacientes de forma não invasiva, complementando efetivamente tratamentos como quimioterapia e radioterapia.[7-9]

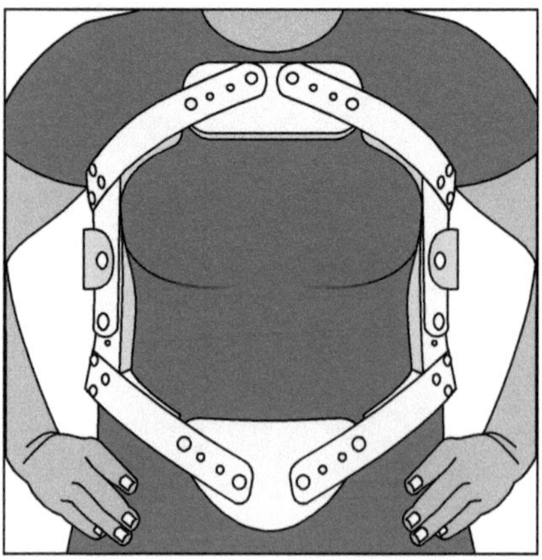

Fig. 4-2. Colete Jewett.

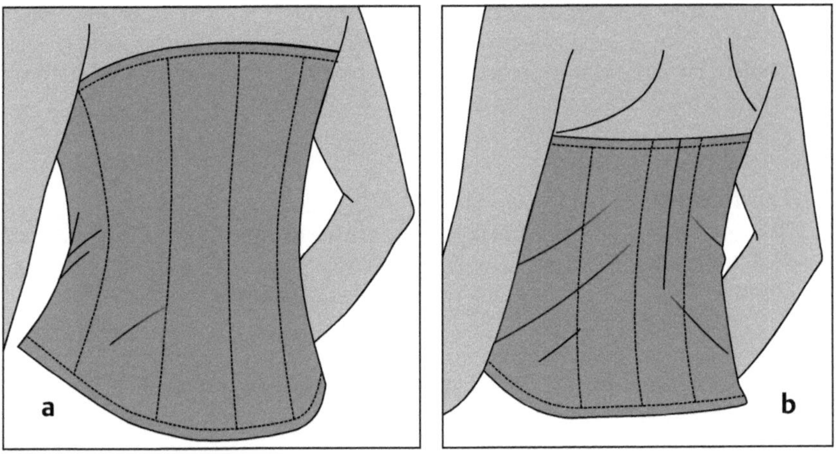

Fig. 4-3. (**a**) Colete de Putti alto. (**b**) Colete de Putti baixo.

O colete Putti foi projetado para estabilizar firmemente as vértebras torácicas e lombares e é convencionalmente empregado quando a imobilização é necessária devido a fraturas ou outras lesões vertebrais. Ele restringe o movimento na região torácica média até a região lombar para manter a estabilidade. Ambos os coletes são indispensáveis para fornecer suporte externo, garantindo o gerenciamento eficaz das condições da coluna vertebral.[7-9]

ÓRTESE DE MEMBRO SUPERIOR

Tipoias

Nas lesões do membro superior, o uso de tipoia é fundamental para imobilizar a articulação afetada, oferecendo suporte essencial e auxiliando no controle da dor. Essa imobilização é crucial para estabilizar a área lesionada, evitando movimentos que possam agravar a condição e permitindo que o processo de cicatrização ocorra de maneira eficiente. A duração do uso da tipoia deve ser monitorada de perto, já que é importante equilibrar a necessidade de imobilização com o risco de alterações funcionais.[10]

São pré-fabricadas e indicadas para imobilizar o membro superior. Deve-se observar para manter o punho apoiado na tipoia para evitar deformidade com desvio ulnar.[7,8]

ÓRTESE DE MEMBRO INFERIOR (MI)

Imobilizador de Joelho Fixo

São pré-fabricadas em lona e espuma, com barbatanas de alumínio que devem ser posicionadas na região medial e lateral do MI, as tiras são acopladas no imobilizador por velcro, portanto são removíveis para melhor posicionamento da órtese. A faixa elástica deve ser fechada na região do joelho.[7,8]

O comprimento do imobilizador deve ser de 2 a 3 cm acima do maléolo lateral até a região proximal da coxa.

Órteses de Tornozelo

Tira Antiequino

Tira elástica pré-fabricada fixada no tornozelo em forma de braçadeira e presa distalmente no cadarço do calçado ou no antepé. Indicada para fraqueza dos dorsiflexores, sem hipertonia dos flexores plantar.[7,8]

Tira de Stus

Tira de elástico pré-fabricada, fixa no tornozelo em forma de braçadeira, tem duas tiras para evitar a inversão e a eversão. Indicada para fraqueza dos dorsiflexores.[7,8]

Órtese AFO (*Ankle Foot Orthosis*)

São órteses pré-fabricadas de plástico indicadas para estabilizar o pé e o tornozelo devido à fraqueza dos músculos dorsiflexores e extensores dos dedos. Também podem ser confeccionadas sob medida.[7,8]

REFERÊNCIAS BIBLIOGRÁFICAS

1. Edelstein JE. Assistive devices for ambulation. Phys Med Rehabil Clin N Am. 2013;24:291-303.
2. Edelstein J. Canes, Crutches, and Walkers. Atlas of Orthodes and Assistive Devices. 5th ed. Elsevier; 2018. p. 377-383.e3.
3. Faruqui SR, Jaeblon T. Ambulatory assistive devices in orthopaedics: Uses and modifications. J Am Acad Orthop Surg. 2010;18:41-50.
4. Bateni H, Maki BE. Assistive devices for balance and mobility: Benefits, demands, and adverse consequences. Arch Phys Med Rehabil. 2005;86:134-145.
5. Rasouli F, Reed KB. Walking assistance using crutches: A state of the art review. J Biomech. 2020;98:109489.
6. de Barros AC, Duarte C. Assistive devices. Proceedings of the seventh ACM conference on Creativity and cognition. ACM. 2009;79-86.
7. Carvalho JA. Órteses: um recurso terapêutico complementar. 2. ed. São Paulo; 2016.
8. Guia para Prescrição, Concessão, Adaptação e Manutenção de Órteses, Próteses e Meios Auxiliares de Locomoção. Ministério da Saúde. Secretaria de Atenção Especializada à Saúde. Departamento de Atenção Especializada e Temática-Brasília. Ministério da Saúde; 2019.
9. Patwardhan AG, Li SP, Gavin T, Lorenz M, Meade KP, Zindrick M. Orthotic stabilization of thoracolumbar injuries. A biomechanical analysis of the Jewett hyperextension orthosis. Spine. 1990.
10. Freehill MT, Murray IR, Calvo E, Lädermann A, Srikumaran U. Shoulder Surgery Postoperative Immobilization: An International Survey of Shoulder Surgeons. Biology. 2023;12(2):291.

CAPÍTULO 5

LINFEDEMA

Cinira Assad Simão Haddad ▪ Suélen da Silva de Vargas

DEFINIÇÃO E CLASSIFICAÇÃO DO LINFEDEMA

O linfedema é uma condição em que há um distúrbio do sistema linfático, o qual resulta num aumento de volume do membro ou região do corpo em razão do acúmulo de líquido intersticial rico em proteínas nos tecidos moles subcutâneos. Ocorre a presença de fibrose e hipertrofia do tecido adiposo, levando à morbidade progressiva e perda de qualidade de vida do paciente.[1]

Essa condição pode ser primária (congênita ou tardia) geralmente por displasia linfática ou secundária (adquirida), que inclui o linfedema após os tratamentos oncológicos ou após outras cirurgias, infecções, traumas ou bloqueios vasculares.[2] O linfedema na oncologia surge por causa da retirada de linfonodos e/ou radioterapia, principalmente, no câncer de mama, tumores pélvicos, de cabeça e pescoço e melanomas.[1,2]

O linfedema pode estar associado a recidiva tumoral que pode causar compressão do sistema linfático ou quando o tumor infiltra vasos linfáticos ou linfonodos, sendo que, neste caso, sua instalação acontece de forma rápida.[1]

A classificação do linfedema em relação ao seu estadiamento clínico está apresentada a seguir:[2]

- *Estágio 0:* condição latente ou subclínica na qual o inchaço ainda não é evidente apesar do transporte linfático prejudicado, alterações sutis no fluido/composição do tecido e alterações em sintomas subjetivos.
- *Estágio 1:* acúmulo de líquido relativamente rico em conteúdo proteico, edema depressível, que cede com a elevação do membro. Pode ter poucos pontos de fibrose.
- *Estágio 2:* edema que não regride com o repouso, envolve alterações linfostáticas, com mais pontos de fibrose, não depressível e tardiamente pode ocorrer acúmulo de gordura subcutânea.

- *Estágio 3:* mais avançado, considerado elefantíase linfostática, com muitas alterações tróficas da pele, como acantose e aumento da espessura, maior deposição de gordura e fibrose com linfocistos; maior deformidade e acometimento funcional.[2]

CAUSAS DE LINFEDEMA NO TOC E FATORES DE RISCO

Técnicas de investigação de micrometástases para linfonodos próximos ao tumor, como a biópsia do linfonodo sentinela (BLS), além da dissecção de linfonodos e/ou a radioterapia são causas principais de linfedema nos tumores ósseo-conectivos.[3]

Tumores ósseos malignos raramente se disseminam via linfática ou atingem linfonodos, em geral sua metástase ocorre diretamente a outros órgãos próximos ou por via sanguínea. Os sarcomas dos tecidos moles, disseminam-se somente em 5-10% das vezes, por meio do sistema linfático, para os linfonodos regionais.[4] Já no câncer de pele do tipo melanoma há disseminação linfática e, nestes casos, a depender do tipo, grau e evolução, é realizada a linfadenectomia ou a BLS, podendo trazer como consequência o linfedema.[5,6]

Dentre os cânceres de pele não melanoma, o do tipo basocelular, que é o câncer mais comum da população, tem baixo potencial de metástase. São tumores tipicamente de crescimento lento, com propensão à invasão local, metástase só ocorre quando em casos avançados ou diagnosticados tardiamente, por isso, a retirada de linfonodos é rara, podendo fazer BLS nos casos mais agressivos. Já o câncer de pele espinocelular é o segundo tipo mais comum e a incidência de metástase varia de 0% a 31%, sendo maior quando ocorre em mucosas e semimucosas, como a cavidade oral, os lábios, a glande e a vulva. A disseminação mais comum é pelo sistema linfático.[5,6]

O câncer de pele melanoma representa 2-4% dos cânceres de pele na população, entretanto é responsável por 75-90% dos óbitos decorrentes desse tipo de câncer. A ocorrência de metástase é alta e o acometimento linfonodal leva o estadiamento para, pelo menos, grau 3. Pode ser realizada a BLS ou o esvaziamento completo dos linfonodos regionais acometidos.[5-7]

Metástases microscópicas são detectadas pela BLS, mas esse procedimento não está indicado para pacientes com melanoma *in situ* e no estádio 1A (T1a < 0,8 mm sem ulceração) porque as chances de positividade são < 5%. Deve ser discutido e indicado em pacientes com melanoma estádio IB ou II (> 1 mm, N0), nos quais a probabilidade de positividade é > 10%.[6] É considerado um procedimento com baixa morbidade e as principais complicações são infecção, linfedema, hematoma, seroma e lesão neural sensorial. O risco de linfedema é maior no membro inferior do que no superior.[3,6]

Se houver detecção de micrometástases na BLS, a retirada completa dos linfonodos está indicada. Já quando os linfonodos são clinicamente palpáveis ou a espessura tumoral é de 0,8 a 1 mm, independentemente da ulceração, e inferior a 0,8 mm com ulceração, cujo prognóstico é pior do que quando apenas microscópico, a linfadenectomia é o tratamento-padrão, incluindo pacientes estádio III com doença clínica ou radiologicamente detectável.[3,6]

Cerca de 30% a 50% dos pacientes tratados com dissecção de linfonodos desenvolvem linfedema, com tempo médio de início de 1 ano após a remoção do linfonodo. Quase 75% dos pacientes desenvolvem linfedema dentro de 3 anos após a lesão linfática. O linfedema pode ocorrer vários anos após a cirurgia. A extremidade afetada pelo edema é distal aos linfonodos regionais retirados, levando à inflamação crônica e fibrose, resultando em aumento progressivo dos membros ou da região.[3]

As morbidades da BLS e da linfadenectomia são altamente atribuíveis ao linfedema secundário e suas consequências, como inchaço crônico dos membros, responsável por desconforto e comprometimento funcional, infecções bacterianas e fúngicas recorrentes, ulcerações, prejuízos psicossociais e cosmético.[7] No estudo de Faries *et al.* (2017),[8] para tratamento do melanoma, observaram uma taxa de 24,1% de linfedema após BLS seguida de esvaziamento linfonodal e 6,3% naqueles que fizeram somente a BLS.[8]

A prevalência relatada de linfedema de membros em pacientes tratados para melanoma varia amplamente, apresentando-se de 1% a 15% e 10% a 64% após BLS e linfadenectomia, respectivamente.[7,9] Fatores de risco para o linfedema citados na literatura: aumento do índice de massa corporal, idade avançada e dissecção ilioinguinal e inguinal estendidas, além do alto volume de drenagem após linfadenectomia ou ainda um volume maior de 100 mL após BLS com subsequente esvaziamento linfonodal.[10]

Um estudo transversal de Gjorupa *et al.*, (2021) investigou fatores de risco associados ao linfedema de membros em pacientes submetidos ao tratamento do melanoma,[9] entre eles estão o tumor primário ser no próprio membro, a realização de linfadenectomia, cirurgia inguinal, dor persistente no local da cirurgia do linfonodo e infecções no membro. A maioria dos linfedemas apareceram no primeiro ano após o tratamento e fatores como sexo, idade, índice de massa corporal (IMC), fumo, consumo de álcool não foram associados. A radioterapia não foi citada no estudo como um possível fator de risco.[9]

A obesidade continua sendo um fator de risco independente para o desenvolvimento de linfedema após linfadenectomia. Os pacientes têm três vezes mais probabilidade de desenvolver linfedema após dissecção de linfonodos axilares se o IMC pré-operatório for maior que 30 kg/m². Pacientes obesos que adquirem linfedema apresentam maior morbidade, mais infecções, hospitalizações e extremidades maiores do que indivíduos não obesos com linfedema.[3]

O linfedema também pode ocorrer devido à realização da radioterapia, tanto no local do tumor, quanto nos linfonodos próximos e/ou acometidos. A radioterapia é um fator de risco potencial para o desenvolvimento do linfedema.[11,12] No câncer de pele não melanoma, as indicações da radioterapia são em lesões maiores de 0,5 cm na face ou 2 cm no couro cabeludo, testa e pavilhão auricular, margens positivas após ressecção, recidivas precoces ou invasões de outro tecido, como neural, musculoesquelético, osso/cartilagem. Já no melanoma a radioterapia é realizada de modo adjuvante ou quando o linfonodo é positivo para comprometimento de metástase tumoral, em cadeias de drenagem no tratamento inicial ou único quando a ressecção não é possível.[6,13]

Os linfedemas de membro superior comumente são avaliados após câncer de mama, porém, a dissecção dos linfonodos axilares para o tratamento do melanoma é atualmente mais extensa do que para o carcinoma de mama, sendo completa na maioria das vezes, nos níveis I-III, ao contrário do câncer de mama, cuja prática comum é remover apenas os linfonodos do nível I ou dos níveis I e II.[13]

O estudo de Starritt *et al.* (2004) avaliou a taxa de linfedema no membro superior após linfadenectomia axilar por melanoma.[13] Os 107 pacientes do estudo foram submetidos à retirada completa dos linfonodos axilares e 17 deles receberam radioterapia adjuvante. O volume de cada braço foi medido utilizando uma técnica de deslocamento de água e também por perimetria, usando critérios de algoritmo e comparação de múltiplas variáveis para definição de linfedema, definindo uma taxa de 16% de aumento do volume do braço acometido em relação ao controle. A taxa de prevalência do linfedema foi de 10% nos pacientes que realizaram apenas esvaziamento axilar e 53% nos que realizaram radioterapia adicional. A gravidade do linfedema também foi maior naqueles que realizaram radioterapia. A radioterapia e as complicações da ferida foram fatores de risco independentes para o desenvolvimento de linfedema.[13]

No membro inferior, a recomendação é a dissecção linfonodal femoroinguinal e a BLS é o procedimento-padrão para determinar o *status* metastático dos linfonodos. O linfedema de membros inferiores é uma das complicações mais frequentes tanto da BLS quanto da dissecção abrangente de linfonodos inguinais no melanoma, de 7,6% a 35,1% e de 48,8% a 82,5% respectivamente, taxas que podem até ser maiores do que os linfedemas por cânceres pélvicos avançados, que estão entre 36,9% e 61%. O linfedema no melanoma apresenta fisiopatologia diferente daqueles secundários à linfadenectomia por câncer pélvico ginecológico e de próstata, nos quais a linfadenectomia pélvica e para-aórtica são realizadas, preservando os linfonodos superficiais dos membros que, em contrapartida, são removidos durante a linfadenectomia para tratamento do melanoma. A dissecção dos linfonodos pélvicos e para-aórticos é indiretamente responsável pela obstrução do fluxo linfático superficial dos membros inferiores, enquanto a retirada dos linfonodos inguinais superficiais para o melanoma é diretamente responsável.[7]

Dentre os outros tumores de tecido mole, o angiossarcoma (sarcomas cutâneos) é um tumor morfofuncionalmente semelhante ao endotélio vascular. Pode ocorrer associado a linfedema crônico (também chamado de linfangiossarcoma) possuindo alto grau de malignidade, tendência à metástase e recidiva local. Muitos angiossarcomas apresentam diferenciação vascular e linfática no mesmo tumor.[6]

O angiossarcoma originado sobre linfedema crônico ocorre predominantemente nos braços de mulheres submetidas à mastectomia radical com linfadenectomia axilar, denominando-se síndrome de Stewart-Treves. O tempo de aparecimento entre o início do edema pós-cirúrgico e o aparecimento de lesões de angiossarcoma é, em média, de 10 anos. Pode ocorrer também em pacientes com linfedema congênito, traumático ou infeccioso. Quando ocorre pós-radioterapia (angiossarcoma cutâneo induzido por radiação) também é encontrado com maior frequência em mulheres submetidas à radioterapia para tratamento do carcinoma mamário. Entretanto, a radioterapia parece ser uma causa bem mais rara.[6]

Sarcoma de Kaposi também pode gerar linfonodomegalias e corresponde a um tipo de tumor com origem nas células endoteliais linfáticas e relacionado com vírus de HIV e herpes-vírus humano.[8]

Carcinoma de células de Merkel pode evoluir com metástase linfonodal ou aparecer nos linfonodos mesmo sem lesão primária (linfadenectomia ou BLS). Linfomas cutâneos primários podem acometer também a via de drenagem linfática.[6]

AVALIAÇÃO E TRATAMENTO DO LINFEDEMA

Sobreviventes de câncer com sistemas linfáticos danificados pelo tratamento do câncer correm o risco vitalício de desenvolver linfedema. Este risco, juntamente com a cronicidade do linfedema, uma vez desenvolvido, e, ainda, o efeito potencial negativo que pode ter no paciente, destaca a importância de estratégias baseadas em evidências para gerenciar o linfedema e reduzir o risco de progredir para estágios avançados. A vigilância prospectiva é indicada para pacientes submetidos à cirurgia relacionada com câncer que estão em risco de linfedema, incluindo educação do paciente, medidas dos membros de modo recorrente, avaliação da qualidade de vida e exame físico.[14]

O manejo do linfedema baseia-se no conhecimento do funcionamento do sistema linfático e é ajustado segundo a apresentação individual da doença no paciente. O diagnóstico precoce é essencial para prevenir a progressão da condição e minimizar o impacto psicológico da doença.[15]

A avaliação do linfedema pode ser subjetiva, por meio de relato do paciente de aumento de volume e/ou sensação de peso no membro, ou objetiva, por meio de métodos de avaliação como a perimetria manual.[15] Desconforto nas extremidades, tensão, dor ou sensações de formigamento também podem ser sentidos, principalmente durante a noite.[7]

A inspeção e a palpação devem avaliar sinais como o do cacifo, local da presença de fibrose, fístulas, erisipela, neovascularização com limites indefinidos no membro ou em regiões próximas.[15] O edema pode afetar uma, duas ou três partes dos membros, dependendo do estágio do linfedema. Em casos graves, o linfedema pode estar associado a infecções cutâneas agudas, como celulite e inflamação crônica, causando espessamento da pele, fibrose do tecido intersticial, hiperqueratose e/ou ulcerações crônicas.[7] O sinal de Stemmer, caracterizado pela incapacidade do examinador de pinçar os tecidos moles dorsais entre o segundo e o terceiro dedo do pé, tem sensibilidade de 97% e especificidade de 57%.[3]

A perimetria, medição de circunferência do membro com fita métrica, é mais comumente usada. Embora simples de executar, é um método inconsistente e menos preciso[3]. A análise da perimetria em membros superiores correlaciona fortemente com sintomas subjetivos, como sensação de peso e a aparência visual de volume entre os membros; já nos membros inferiores, essa correlação é moderada. A perimetria de membro superior é calculada a cada 7 cm acima e abaixo da linha articular do cotovelo, já o membro inferior, geralmente medido a partir da sola do pé, a cada 10 cm até a raiz da coxa. Utilizando essas medidas, o volume do membro pode ser calculado com os valores da circunferência utilizando a equação do cone truncado, uma das formas mais viáveis e confiáveis de avaliação, principalmente para estudos científicos. A fórmula do cone truncado é $V = h(R2) + Rr + r2)/12\pi$, no qual V é o volume do segmento, h é a altura (comprimento) do segmento do membro, R é o raio da base maior do segmento, r é o raio da base menor do segmento e π é aproximadamente 3.14159.[16]

Já o cálculo do volume pelo deslocamento da água é demorado, trabalhoso, dispendioso e contraindicado na presença de feridas ou fissuras da pele. Também podem ser utilizados o perômetro, usando varredura infravermelha e câmera 3D para calcular o volume do membro e a espectroscopia de bioimpedância, utilizando resistência à corrente elétrica nos tecidos afetados pelo líquido intersticial, para quantificar o linfedema.[3]

O diagnóstico de linfedema pode ser confirmado com linfocintilografia que tem sensibilidade de 96% e especificidade de 100%, sendo um dos mais utilizados exames de imagem para este fim com objetivo de informar parâmetros funcionais do sistema linfático superficial, de modo qualitativo e quantitativo.[3,7]

A linfografia com indocianina verde (ICG) é usada para estudar o sistema linfático superficial, usando uma câmera de fluorescência infravermelha próxima, o ICG injetado por via subcutânea ou intradérmica e mostra o aprimoramento da imagem fluorescente da via de drenagem linfática superficial até 2 cm da superfície da pele em tempo real. Quatro padrões de achados linfográficos estão correlacionados com o estágio clínico, desde o padrão linear, considerado normal, até padrões de refluxo dérmico que se agravam progressivamente: *splash, stardust* e *diffuse*.[7]

A terapia complexa descongestiva (TCD) é a melhor abordagem para o tratamento do linfedema, tendo por objetivo a redução e a manutenção do volume do membro afetado.[17] O tratamento é dividido em duas fases, sendo a primeira intensiva ou fase de descongestionamento (fase 1) cujo objetivo é a redução do volume do membro, tendo a duração de 2 a 8 semanas.[18] Essa fase inclui cuidados meticulosos com a pele e as unhas, exercícios de amplitude de movimento e linfomiocinéticos, drenagem linfática e enfaixamento compressivo com bandagens, preferencialmente, de baixa elasticidade.[18] A segunda fase é de manutenção e controle do linfedema,[14] ou seja, manutenção do volume reduzido.[18] A fase 2 da TCD ameniza o acompanhamento profissional e engloba o autocuidado e a autoavaliação, o uso de malhas compressivas elásticas e a drenagem linfática eventual.[17,18] As intervenções de tratamento ativo incluem exercícios aeróbicos, de resistência, à base de água e de ioga e combinações dessas intervenções.[14]

O tratamento do linfedema fisioterapêutico com TCD combinando drenagem linfática manual, exercícios de reabilitação, terapia de compressão e cuidados com a pele, pode atingir uma redução de 45-70% no volume do membro com linfedema.[17]

Entende-se que a terapia compressiva utilizada é eficaz no tratamento do linfedema, mas deve ser adaptada para não reduzir a qualidade de vida.[17] O enfaixamento compressivo é realizado aplicando uma compressão concêntrica, por meio de bandagens multicamadas de baixa elasticidade ou inelásticas que promovem o aumento do retorno venoso e linfático, melhorando a função das válvulas nestes vasos. É específico e deve ser realizado por profissional capacitado.[18]

Outros tratamentos associados são citados na literatura como a compressão pneumática intermitente, hidroterapia, terapia com *laser* de baixa potência ou fotobiomodulação, *taping*, terapia por onda de choque extracorpórea, endermologia e eletroterapia de baixa intensidade e baixa frequência.[7,17] A escolha da abordagem terapêutica a ser empregada deve considerar as características do linfedema, a experiência do terapeuta e os desejos e possibilidades do paciente. A adesão do paciente ao tratamento é essencial para a redução e o controle do volume do membro.[17]

Os exercícios resistidos para pacientes com linfedema secundário relacionado com o tratamento do câncer é bem tolerado e tem boa efetividade, devido ao reforço muscular que ajuda no funcionamento do sistema linfático, mas a orientação de um profissional treinado é importante para ensinar aos pacientes a técnica adequada e como aumentar gradativamente a resistência.[14] Importante citar que na presença do linfedema, os exercícios devem ser realizados com alguma compressão externa.[17]

REFERÊNCIAS BIBLIOGRÁFICAS

1. Campanholi LL, Tonezzer T. in Silva JMD, Plens CM, Morbeck EP et al. Manual de Condutas e Práticas Fisioterapêuticas em Cuidados Paliativos Oncológicos da ABFO. São Paulo: Thieme Brazil; 2021.
2. Executive Committee of the International Society of Lymphology. The diagnosis and treatment of peripheral lymphedema: 2020 Consensus Document of the International Society of Lymphology. Lymphology. 2020;53(1):3-19.
3. Mailey BA, Alrahawan G, Brown A, Yamamoto M, Hassanein AH. Sentinel Lymph Node Biopsy, Lymph Node Dissection, and Lymphedema Management Options in Melanoma. Clin Plast Surg. 2021;48(4):607-616.
4. Jesus-Garcia R. Manual básico de tumores ósseos e Sarcomas. 4. ed. 2020.
5. Paschoal FM, Martinez MAR. In Rodrigues AB, Martin LGR, Moraes MWD. Oncologia Multiprofissional: Patologias, Assistência e Gerenciamento. São Paulo: Editora Manole; 2016.
6. Treu CM, Almeida JP, Lupi O. Câncer de pele: manual teórico-prático. São Paulo: Editora Manole; 2021.
7. Arié A, Yamamoto T. Lymphedema secondary to melanoma treatments: diagnosis, evaluation, and treatments. Glob Health Med. 2020;31;2(4):227-234.
8. Faries MB, Thompson JF, Cochran AJ, Andtbacka RH, Mozzillo N, Zager JS, et al. Completion Dissection or Observation for Sentinel-Node Metastasis in Melanoma. N Engl J Med. 2017. 8;376(23):2211-2222.
9. Gjorup CA, Dahlstroem K, Hendel HW, Drzewiecki KT, Klausen TW, Hölmich LR. Factors associated with melanoma-related limb lymphoedema. Acta Oncol. 2021;60(6):779-784.
10. Kretschmer L, Hellriegel S, Thoms KM, Schon MP, Al Ghazal P, Zapf A. The volume of postoperative drainage fluid as a potential early predictor of lymphedema after lymph node excision for metastatic melanoma. Lymphology. 2017;50(3):120-130.
11. Garza R 3rd, Skoracki R, Hock K, Povoski SP. A comprehensive overview on the surgical management of secondary lymphedema of the upper and lower extremities related to prior oncologic therapies. BMC Cancer. 2017;5;17(1):468.
12. Oxenberg J, Kane JM 3rd. The role of radiation therapy in melanoma. Surg Clin North Am. 2014;94(5):1031-47, viii.
13. Starritt EC, Joseph D, McKinnon JG, Lo SK, de Wilt JH, Thompson JF. Lymphedema after complete axillary node dissection for melanoma: assessment using a new, objective definition. Ann Surg. 2004;240(5):866-74.
14. Backler C, Beck M, Poage E. Lymphedema: Clinical Summary of the ONS Guidelines™ for Cancer Treatment-Related Lymphedema. Clin J Oncol Nurs. 2020;1;24(5):566-570.
15. Jorge LL. In Rodrigues AB, Martin LGR, Moraes MWD. Oncologia Multiprofissional: Patologias, Assistência e Gerenciamento. São Paulo: Editora Manole; 2016.

16. Campanholi LL, Duprat Neto JP, Fregnani JHTG. Evaluation of inter-rater reliability of subjective and objective criteria for diagnosis of lymphedema in upper and lower limbs. J Vasc Bras. 2015;14(1):16-21.
17. Bergmann A, Baiocchi JMT, Andrade MFC. Conservative treatment of lymphedema: the state of the art. J Vasc Bras. 2021.
18. Melo MFB, Barbosa ECH, Barbosa CCH, Barbosa ISP. Pathophysiology, diagnosis and treatment of lymphedema: narrative review. Braz J Health Rev. 2022;5(4):12464-12478.

METÁSTASES ÓSSEAS

Emília Cardoso Martinez

PREVALÊNCIA E IMPACTO

Dos 44 milhões de pessoas em todo o mundo que vivem com câncer tratado, de 30% a 80% apresentarão metástases ósseas. A doença óssea metastática pode causar dor, perda de função e fraturas patológicas.[1,2] As metástases ósseas são uma ocorrência comum em vários tipos de câncer, como câncer de mama e próstata, impactando significativamente a morbidade e a qualidade de vida do paciente.

A incidência das metástases ósseas cresceu nos últimos tempos devido ao aumento do envelhecimento da população pós-diagnóstico oncológico, e estima-se que o número anual de casos duplique em 50 anos. Sem tratamento adequado, uma metástase óssea pode causar eventos relacionados com o esqueleto, como dor, incapacidade e fratura patológica. Esses eventos adversos geralmente levam a uma pior qualidade de vida e estão associados a maiores taxas de mortalidade.[3-5]

TRATAMENTOS E PROGNÓSTICO

As opções de tratamento e os resultados de sobrevivência para pacientes com muitos tipos de câncer melhoraram durante os últimos 50 anos. Embora essas melhorias sejam encorajadoras, os pacientes que apresentam câncer metastático quase sempre enfrentam um prognóstico ruim.[6] Os tratamentos não operatórios comumente usados para metástases ósseas incluem quimioterápicos sistêmicos, vários tipos de radioterapia e agentes direcionados aos ossos, como bifosfonatos ou denosumabe. No entanto, essas modalidades de tratamento raramente curam a doença óssea metastática devido à natureza agressiva do câncer em estágio avançado e procedimentos cirúrgicos podem ser indicados para tratar uma fratura iminente ou real do osso envolvido.[7-9]

Os tumores sólidos frequentemente metastatizam para os ossos, e essas metástases ósseas estão associadas à menor sobrevida e ao aumento do risco de complicações ósseas graves durante a vida restante dos pacientes.[5,10-14]

DOR E FRAGILIDADE ÓSSEA

Supõe-se que uma maior remodelação óssea coincidente com o aumento da atividade de osteoblastos e osteoclastos no local da metástase óssea crie um ambiente que apoia simbioticamente o crescimento do tumor e a destruição óssea, e contribui para o risco de eventos relacionados com o esqueleto (SREs), incluindo fraturas patológicas, compressões medulares que requerem radioterapia paliativa ou cirurgia.[14,15] Os pacientes com um SRE são significativamente mais propensos a sofrer um SRE subsequente, muitas vezes têm um pior prognóstico e uma sobrevida global mais curta do que os pacientes sem um SRE, apresentam qualidade de vida prejudicada, incluindo dor contínua, e consomem significativamente mais recursos de saúde em comparação com pacientes sem SRE.[14]

Não costumam ser lesões silenciosas, visto que sempre estão associadas a dor grave intratável. Ainda existem dúvidas quanto aos mecanismos fisiopatológicos dessa dor, provavelmente estão relacionados com osteólise e consequente fragilidade óssea.[12] Possuem como desfecho mais sombrio a fratura patológica que pode acometer de 10% a 30% de todos os pacientes, geralmente nas partes proximais dos ossos longos, particularmente no fêmur.[13,16-18]

LOCAIS COMUNS DE METÁSTASE

Os tumores ósseos secundários, são 30 a 40 vezes mais comuns que os primários e são caracterizados por maior prevalência e baixa qualidade de vida. Exceto pela coluna vertebral, o fêmur proximal é o local mais frequente de metástases ósseas (aproximadamente 10%) e é o osso longo mais comumente afetado. O risco de fratura patológica das metástases proximais do fêmur é alto devido à sustentação de peso e às condições biomecânicas.[15]

DIAGNÓSTICO CLÍNICO E RADIOLÓGICO

Avaliação Clínica

A avaliação das lesões, incluindo o risco de fratura e o impacto na mobilidade do paciente, são algumas das considerações ao prescrever tratamentos de reabilitação. O nível funcional do paciente no momento do diagnóstico e a capacidade de se exercitar com ou sem supervisão determinarão o cenário (internação *versus* atendimento ambulatorial) e a intensidade desses tratamentos.[19]

Anamnese e Sintomas

A anamnese deve focar nas queixas do paciente e na evolução da doença. Embora os pacientes com metástases ósseas geralmente descrevam dor insidiosa, os pacientes com fraturas patológicas relatam dor aguda sem trauma ou após um trauma menor.[20]

Diagnóstico por Imagem

A imagem contribui para o estadiamento e avaliação da resposta do esqueleto e tem sido fundamental na orientação do manejo do paciente por várias décadas. Historicamente, isso tem acontecido com radiografias, tomografia computadorizada e cintilografia óssea.[21]

Critério de Mirels

Os critérios descritos por Mirels são atualmente os mais utilizados para direcionar o tratamento de metástases ósseas que apresentam riscos iminentes de fraturas.[22] O escore baseia-se na natureza, localização anatômica e tamanho da lesão, avaliação de dor e atividade funcional do paciente. Quanto maior o escore maior é o risco de fraturas, onde em lesões com escore de oito ou mais, são indicadas para o tratamento cirúrgico (Quadro 6-1).[2,22–24]

Quadro 6-1. Escore de Mirels para prever o risco de fratura patológica em uma metástase de osso longo

Pontos variáveis				Escore
Local	MMSS			1
	MMII			2
	Fêmur proximal (peritrocantérica)			3
Dor	Leve			1
	Moderada			2
	Funcional – piora com o uso do membro			3
Lesão	Blástica – ganho ósseo			1
	Mista			2
	Lítica – perda óssea			3
Diâmetro da lesão óssea	< 1/3	1/3-2/3	> 2/3	
	1	2	3	
	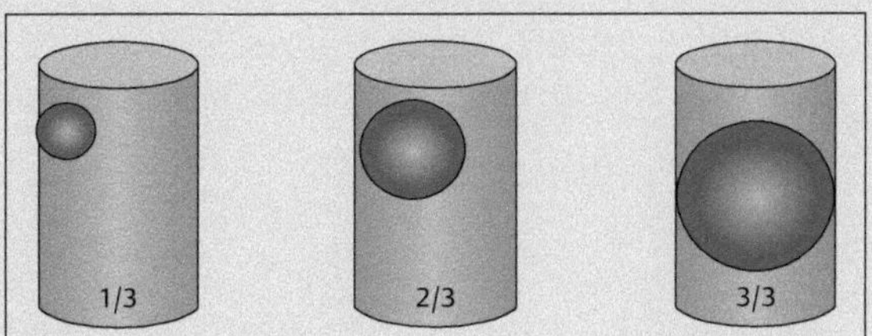			
Total	8 = 15% risco fratura			/12
	9 = 33% de risco de fratura			

Adaptado de Downie S, Bryden E, Perks F, Simpson AHRW. Diagnosis and referral of adults with suspected bony metastases. BMJ. 2021.

A interpretação geral da pontuação de Mirels é a seguinte:

- *Pontuação de 9 ou mais:* alto risco de fratura patológica, sugerindo a necessidade de intervenção ortopédica.
- *Pontuação de 7 a 8:* risco intermediário, e a decisão de intervenção dependerá de outros fatores clínicos e do estado geral do paciente.
- *Pontuação de 6 ou menos:* baixo risco, e a intervenção ortopédica pode não ser necessária imediatamente.

É importante ressaltar que o critério de Mirels é uma ferramenta de avaliação auxiliar e não é usado isoladamente para tomar decisões clínicas. A abordagem para pacientes com metástases ósseas deve ser individualizada e considerar uma variedade de fatores clínicos e radiológicos, bem como as preferências do paciente e seu estado geral de saúde.

O Spinal Instability Neoplastic Escore *(SINS)*

O *Spinal Instability Neoplastic Escore* (SINS) é uma ferramenta desenvolvida para avaliar a instabilidade da coluna vertebral em pacientes com doença neoplásica da coluna vertebral, particularmente metástases. Ele fornece um método padronizado para categorizar a estabilidade em três categorias clinicamente relevantes: estável, potencialmente instável e instável, auxiliando na tomada de decisões de tratamento. A pontuação ajuda a orientar os encaminhamentos entre especialistas em oncologia, garantindo o tratamento adequado de pacientes com metástases espinhais para evitar fraturas patológicas, compressão da medula espinhal e comprometimento neurológico.[25-28] O SINS preenche uma lacuna crucial ao fornecer um sistema de classificação confiável para a instabilidade da coluna vertebral relacionada com o tumor, melhorando a comunicação entre os profissionais de saúde e facilitando intervenções cirúrgicas oportunas quando necessário.

Atribuindo-se pontos a cada parâmetro, pode-se classificar a estabilidade vertebral: pontuação entre 0 e 6 denota "estabilidade", entre 7 e 12 "instabilidade indeterminada (iminente)" e entre 13 e 18 denota "instabilidade". É sugerido que pacientes com pontuação entre 7 e 18 sejam encaminhados para avaliação com especialistas em cirurgia de coluna (Quadros 6-2 e 6-3).[29]

Quadro 6-2. SINS traduzido para o português

Spinal Instability Neoplastic Score	
	Pontuação
Localização	
Juncional (occipital-C2, C7-T2, T11-L1, L5-S1)	3
Coluna móvel (C3, C6-L2, L4)	2
Semirrígida (T3-T10)	1
Rígida (S2-S5)	0
Dor	
Sim	3
Ocasionalmente sente dor	1
Zona livre de dor	0
Lesão óssea	
Lítica	2
Lítica e blástica	1
Blástica	0
Alinhamento vertebral radiográfico	
Subluxação/translação presente	4
Deformidade (cifose/escoliose)	2
Alinhamento normal	0
Colapso do corpo vertebral	
> 50% colapsado	3
< 50% colapsado	2
Não colapsado com > 50% do corpo vertebral envolvido	1
Nenhuma das acima	0
Envolvimento dos elementos posteriores da vértebra	
Bilateral	3
Unilateral	1
Nenhuma das acima	0

Fonte: Silva, 2012.[29]

Quadro 6-3. Escore do SINS

Faixa de pontuação	Classificação	Descrição
0 a 6	Estabilidade	Denota uma condição de estabilidade vertebral
7 a 12	Instabilidade indeterminada (iminente)	Indica uma situação que requer vigilância, podendo ser considerada instável
13 a 18	Instabilidade	Denota uma condição de instabilidade vertebral, que pode necessitar de intervenção especializada

Exames de Imagem e Monitoramento Contínuo

O monitoramento de lesões ósseas metastáticas é uma parte crucial da gestão de pacientes com câncer avançado. Este processo envolve uma combinação de técnicas avançadas de imagem e avaliações clínicas regulares para rastrear a progressão da doença, avaliar a resposta ao tratamento e detectar complicações potenciais, como fraturas patológicas.

As metástases ósseas podem manifestar-se radiograficamente de duas maneiras principais: lesões osteoblásticas e lesões osteolíticas. As lesões osteoblásticas ocorrem quando os processos de formação óssea prevalecem, resultando em um aumento da densidade óssea nas áreas afetadas. Em contraste, as lesões osteolíticas surgem quando os processos de reabsorção óssea são predominantes, levando à destruição do tecido ósseo e à formação de cavidades. Embora estas definições representem os extremos do espectro, é bastante comum observar características mistas nas avaliações radiológicas das metástases. Importante ressaltar que as metástases osteolíticas tendem a causar mais complicações clínicas, tais como dor aguda e fraturas patológicas, representando um desafio significativo no manejo dos pacientes.[30,31]

A Figura 6-1 demonstra um exame de Rx de bacia de frente na qual é possível visualizar uma hemiartroplastia do quadril esquerdo com endoprótese não convencional. No lado direito conseguimos visualizar múltiplas lesões em padrão lítico que impossibilitam a descarga de peso pelo escore de Mirels de pelo menos 9 pontos.

É de extrema importância a avaliação radiológica contralateral antes de iniciar o treino de marcha com descarga de peso para evitar fraturas patológicas.

Comumente as lesões são monitoradas por cintilografia óssea, que é uma ferramenta crucial na detecção precoce de lesões ósseas metastáticas. Este exame de imagem nuclear utiliza radiofármacos que se acumulam em áreas

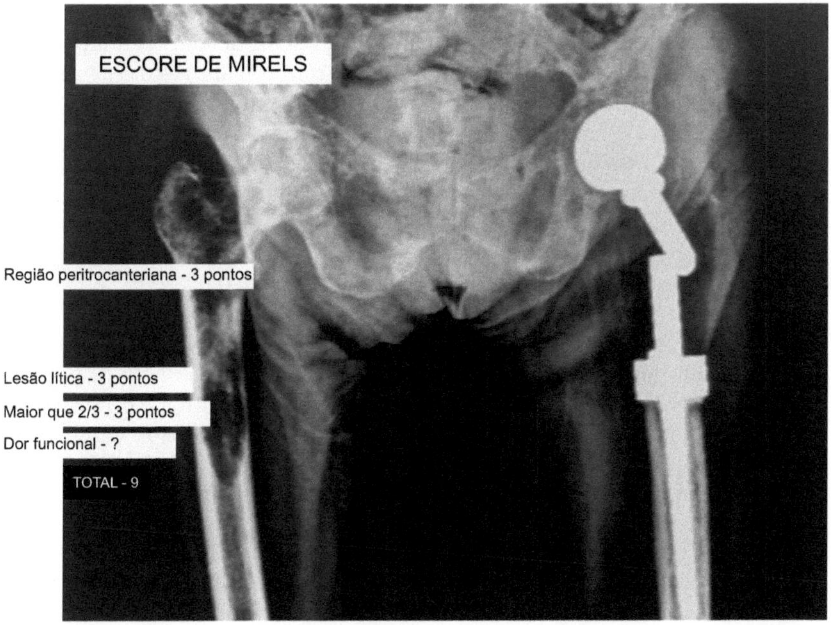

Fig. 6-1. Exame de Rx de bacia de frente onde é possível visualizar uma hemiartroplastia do quadril esquerdo com endoprótese não convencional. No lado direito conseguimos visualizar múltiplas lesões em padrão lítico que impossibilitam a descarga de peso pelo escore de Mirels de pelo menos 9 pontos. (Fonte: Arquivo do autor.)

de alto metabolismo ósseo, permitindo a identificação de anormalidades muitas vezes antes que sejam visíveis em radiografias convencionais. A sua alta sensibilidade torna a cintilografia óssea essencial para avaliar a extensão da doença, monitorar a resposta ao tratamento e ajustar estratégias terapêuticas, contribuindo significativamente para o manejo clínico efetivo dos pacientes oncológicos.

PRECAUÇÕES NO MANEJO DO PACIENTE COM LESÕES ÓSSEAS SECUNDÁRIAS

Os fisioterapeutas que tratam pacientes com metástases ósseas demonstraram preocupação sobre o risco de fraturas patológicas durante a reabilitação. Muitos modificam os procedimentos para versões mais leves ou interrompem os procedimentos a qualquer sinal ou sintoma clinicamente preocupante no paciente. Embora existam vários métodos para reduzir esses riscos, a escolha da abordagem deve ser adaptada às características específicas do paciente, levando em consideração os fatores humanos e as necessidades individuais.[7]

Lesões ósseas não são contraindicações absolutas para intervenção fisioterapêutica, componentes da prescrição de exercícios devem ser adaptados e precauções adicionais devem ser seguidas para minimizar a risco de fraturas.[32]

O exercício resistido é seguro e bem tolerado por pacientes com câncer de próstata com metástases ósseas, resultando em melhoras na função física, nos níveis de atividade e na massa magra sem eventos adversos durante sessões supervisionadas. Portanto, embora seja recomendável ter cuidado com o exercício, programas de exercícios personalizados e supervisionados podem ser benéficos para indivíduos com metástases ósseas, ajudando a neutralizar o impacto negativo dos tratamentos sistêmicos de longo prazo na força muscular e no funcionamento físico.[33-35]

Os benefícios dos exercícios aeróbicos e resistidos não se limitam apenas à ausência de sintomas negativos. Eles também proporcionam melhoras clínicas e estatísticas visíveis. Isso abrange desde o aumento da força e do condicionamento aeróbico até melhoras significativas na velocidade de caminhada, como evidenciado pelo Teste de Caminhada de 6 Minutos (TC6). Além disso, há um aumento na massa muscular, que é essencial para a manutenção da saúde geral e funcionalidade do corpo.[33,36]

Atividades a Evitar

Para pacientes com metástases ósseas, é crucial evitar atividades que possam colocar uma pressão excessiva sobre os ossos fragilizados. As seguintes orientações devem ser estritamente seguidas:[32]

Atividades de Alto Impacto

Atividades de alto impacto, como corrida, saltos ou atividades esportivas de contato, devem ser evitadas por pacientes com metástases ósseas. Essas atividades podem exacerbar o risco de fraturas patológicas devido ao estresse adicional sobre os ossos comprometidos. Recomenda-se a substituição por atividades de baixo impacto, como caminhar em superfícies planas e exercícios aquáticos, que minimizam o estresse ósseo enquanto promovem a mobilidade e a força muscular.

Extremos de Amplitude de Movimento (ADM)

Movimentos que envolvam extremos de amplitude de movimento também devem ser evitados. Esticar ou dobrar as articulações ao máximo pode provocar danos aos ossos comprometidos pelas metástases, causando dor ou fratura. Devem ser incentivados exercícios de movimento controlado, focados em manter uma amplitude segura e confortável para o paciente.

Movimentos Rotacionais (Compressão e Cisalhamento)

Movimentos que envolvam rotação significativa da coluna ou articulações, que resultem em compressão e cisalhamento, são particularmente perigosos para pacientes com metástases ósseas. Tais movimentos podem causar microfraturas e deteriorar ainda mais a integridade óssea. É essencial limitar esses tipos de movimentos e, se necessário, fornecer orientação específica sobre como realizar tarefas cotidianas sem expor o esqueleto a esses riscos.

Prescrição de Auxílios e Suportes

Além de evitar atividades perigosas, o manejo eficaz de pacientes com metástases ósseas inclui a prescrição de auxílios que possam facilitar a mobilidade e fornecer suporte estrutural.

Auxiliares de Marcha

O uso de auxiliares de marcha, como bengalas, muletas ou andadores, é altamente recomendado. Esses dispositivos ajudam a redistribuir o peso corporal, reduzindo a carga sobre os ossos afetados e proporcionando maior estabilidade durante a locomoção. A escolha do tipo de auxiliar de marcha deve ser feita com base na avaliação individual do paciente, considerando sua força, equilíbrio e extensão das metástases.

Brace (TLSO)

Para pacientes com metástases na coluna, a prescrição de um brace (órtese toracolombossacra, ou TLSO) pode ser essencial. A TLSO oferece suporte adicional à coluna vertebral, ajudando a estabilizar a área comprometida e a minimizar o risco de fraturas por compressão. O uso da TLSO deve ser avaliado e ajustado regularmente por um profissional de saúde para garantir que ofereça o suporte necessário sem restringir excessivamente a mobilidade do paciente.

CUIDADOS ADICIONAIS

Pacientes com metástases ósseas precisam também tomar cuidados adicionais com certas atividades cotidianas e formas de exercício que podem colocar os ossos em perigo.

Exercícios com Torção

Exercícios que envolvem torção do tronco devem ser evitados, pois podem causar esforços excessivos sobre a coluna vertebral e outras áreas afetadas por metástases.

Flexão e Extensão de Tronco

Flexionar ou estender excessivamente o tronco pode ser prejudicial. Esses movimentos devem ser limitados para prevenir fraturas por compressão vertebral.

Alcançar Acima da Cabeça

Alcançar objetos acima da cabeça pode criar estresse nos ossos dos ombros e da coluna, sendo prudente evitar tais movimentos sempre que possível.

Empurrar e Puxar

Movimentos de empurrar e puxar, especialmente se envolverem força significativa, devem ser realizados com cuidado ou evitados, pois podem sobrecarregar os ossos comprometidos.

Levantar Pesos

Levantar pesos é uma atividade de alto risco para pacientes com metástases ósseas. Sempre que necessário levantar objetos, deve-se optar por pesos leves e usar técnicas adequadas para evitar esforço excessivo sobre o esqueleto.

Uma cuidadosa avaliação desempenha um papel fundamental para pacientes com metástases ósseas, pois a localização das metástases e o risco de fraturas devem ser minuciosamente considerados. Estabelecer um plano de cuidado adequado é essencial para evitar sobrecarga nos locais metastáticos e minimizar o risco de complicações, garantindo que as intervenções físicas promovam benefícios à saúde sem comprometer a integridade óssea dos pacientes.[19,36,37]

REABILITAÇÃO EM PACIENTES COM METÁSTASES ÓSSEAS

A reabilitação deve ser considerada parte do *continuum* do tratamento do câncer para obter a maior capacidade funcional possível. A detecção da morbidade funcional em estágios iniciais e facilmente tratáveis ou sua prevenção adicional é um objetivo terapêutico crítico.[16]

O câncer metastático é incurável, no entanto, ele responde à terapia. Apesar do prognóstico da doença, melhorias funcionais, como maior mobilidade e autocuidado, ainda são possíveis com a reabilitação do câncer.

O objetivo do tratamento para metástases ósseas é principalmente a preservação das atividades de vida diária e qualidade de vida. A reabilitação do câncer visa permitir que o paciente alcance um ótimo funcionamento físico, social, fisiológico e vocacional dentro dos limites impostos pela doença e seu tratamento. Pacientes com câncer avançado e suas famílias valorizam muito o controle dos sintomas e a otimização do estado funcional e da qualidade de vida.[16,38]

De acordo com o American College of Sports Medicine (ACSM), todos os sobreviventes de câncer são recomendados para serem tão fisicamente ativos quanto suas condições e habilidades permitirem e, se possível, realizar exercícios aeróbicos de intensidade moderada por 90 minutos por semana (pelo menos três vezes por semana, por 30 min) por 8-12 semanas e exercícios de resistência pelo menos duas vezes por semana.[35,37,39,40]

A classificação de Mirels para prever o risco de fratura patológica de ossos longos pode fornecer informações úteis para a seleção de pacientes e prescrição de exercícios.[22]

A dor óssea, sintoma mais comum das metástases ósseas, é um importante fator clínico que causa considerável interferência na atividade.[41] A dor é um dos fatores de risco fortemente associados à incapacidade de curto prazo em pacientes com metástases ósseas.[35] É importante ressaltar que o desenvolvimento de dor relacionada com atividade está associado a um maior risco de fratura patológica. Portanto, pacientes que apresentaram agravamento abrupto da dor, especialmente dor relacionada com atividade, requerem avaliação cuidadosa antes de um exercício ser prescrito. Se a intensidade da dor aumentar durante a realização de um exercício, é necessária uma nova imagem para avaliar a progressão da lesão metastática ou o surgimento de uma nova fratura patológica. Intervenções de reabilitação também devem ser modificadas para segurança. O sintoma inicial mais frequente nos pacientes com doença metastática da coluna vertebral é a dor, presente em aproximadamente 90% dos casos, desta forma, dor em paciente oncológico corresponde à metástase até que se prove o contrário.[42]

A dor associada ao câncer ósseo, muitas vezes decorrente de metástase óssea, é uma experiência marcante para os pacientes e descrita frequentemente como incômoda, profunda e intensa. Esta dor tende a ser exacerbada pela sustentação de peso e é frequentemente pior durante a noite, interferindo significativamente na qualidade de vida do paciente. Um sintoma preocupante que geralmente indica uma fratura patológica é a dor intensa após trauma mínimo. As bandeiras vermelhas para a metástase óssea incluem uma dor incômoda crônica que piora progressivamente, dor que aumenta com a sustentação de peso, dor noturna, dor à palpação direta e dor localizada inexplicada em pacientes com mais de 45 anos. Identificar e compreender esses padrões de dor são passos cruciais no diagnóstico e manejo eficaz da metástase óssea.

Os sinais de alerta, ou *red flags*, para metástases ósseas são manifestações clínicas que sugerem a presença de lesões metastáticas no esqueleto. Reconhecer esses sinais precocemente é crucial para um diagnóstico e tratamento adequado.[43]

Precauções em Treino de Resistência para Pacientes com Metástases Ósseas

Treinos de resistência são fundamentais para manter a força e a funcionalidade dos pacientes. No entanto, em pacientes com metástases ósseas, é essencial seguir precauções específicas para evitar danos adicionais aos ossos comprometidos. A seguir, são delineadas as precauções necessárias e as soluções permitidas para diferentes regiões do corpo.[33,35,44]

Quadrante Superior

Metástases da Coluna Torácica ou Costelas

Pacientes com metástases na coluna torácica ou nas costelas devem evitar certos movimentos que podem colocar pressão excessiva sobre essas áreas.

- *Proibido:* flexão/extensão e abdução/adução do ombro – movimentos que envolvem grandes amplitudes de movimento do ombro podem criar tensões excessivas nas estruturas da coluna torácica e costelas, aumentando o risco de fraturas ou piorando a condição.

- *Permitido:* flexão/extensão do cotovelo – movimentos controlados que envolvem apenas o cotovelo podem ser realizados com segurança, ajudando a manter a força dos membros superiores sem comprometer as áreas afetadas.

Metástases da Coluna Toracolombar, ou Costelas

A região do tronco é especialmente vulnerável em pacientes com metástases na coluna torácica e lombar, e nas costelas. Qualquer tipo de exercício que envolve esta área deve ser realizado com extremo cuidado.

- *Proibido:* treinamento de resistência – todos os tipos de exercícios de resistência que envolvem o tronco devem ser evitados. A sobrecarga nesta área pode resultar em fraturas vertebrais por compressão ou agravamento das metástases existentes.

Quadrante Inferior

Metástases Pélvicas ou do Fêmur

Para pacientes com metástases pélvicas ou no fêmur, a segurança durante o treino de resistência é crucial para evitar fraturas.

- *Proibido:* extensão/flexão do quadril – movimentos que envolvem grandes amplitudes de flexão ou extensão do quadril devem ser evitados para reduzir o risco de cisalhamento e compressão nas áreas comprometidas.
- *Permitido:* extensão/flexão do joelho – exercícios que focam nas articulações do joelho podem ser realizados com cuidado. Esses movimentos ajudam a manter a força dos membros inferiores sem sobrecarregar a pélvis ou o fêmur.

Em pacientes com metástases ósseas, a segurança deve sempre ser a prioridade durante os treinos de resistência. O entendimento cuidadoso das áreas afetadas e a implementação de precauções específicas são essenciais para proteger os ossos fragilizados ao mesmo tempo em que se busca manter a força muscular e a funcionalidade. Os riscos de complicações esqueléticas devem ser avaliados em conjunto com os potenciais benefícios à saúde.[19,35-37,45]

REFERÊNCIAS BIBLIOGRÁFICAS

1. Soeharno H, Povegliano L, Choong PF. Multimodal treatment of bone metastasis—a surgical perspective. Front Endocrinol. 2018;9:518.
2. Downie S, Bryden E, Perks F, Simpson AHRW. Diagnosis and referral of adults with suspected bony metastases. BMJ. 2021;372:n98.
3. Jonas SC, Mehendale SM, Bick SM, Baker RP. Current Orthopaedic Management of Bony Metastases in the Proximal Third of the Femur. HIP Int. 2017;27:1-7.
4. Macedo F, Ladeira K, Pinho F, Saraiva N, Bonito N, Pinto L, et al. Bone metastases: an overview. 2017:11.

5. Hong S, Youk T, Lee SJ, Kim KM, Vajdic CM. Bone metastasis and skeletal-related events in patients with solid cancer: A Korean nationwide health insurance database study. PLoS One. 2020;15:e0234927.
6. Gdowski AS, Ranjan A, Vishwanatha JK. Current concepts in bone metastasis, contemporary therapeutic strategies and ongoing clinical trials. J Exp Clin Cancer Res. 2017;36:1-13.
7. Kitagawa T, Kitagawa Y, Aoyagi Y, Majima T. Risk of Pathological Fracture and Paralysis during Rehabilitation for Patients with Bone Metastases: A Questionnaire-Based Study. J Nippon Med. Sch. 2023;90.
8. Yang W, Pan Q, Huang F, Hu H, Shao Z. Research progress of bone metastases: From disease recognition to clinical practice. Front Oncol. 2023;12:1-14.
9. Drudge-Coates L, van Muilekom E, de la Torre-Montero JC, Leonard K, van Oostwaard M, et al. Management of bone health in patients with cancer: a survey of specialist nurses. Support Care Cancer. 2019.
10. Pasha A, Goetz J, Brouillette M, Permeswaran P, Gulbrandsen TR, Miller BJ. The Relationship Between Lesion Size and Load to Failure After Stabilization of Simulated Metastatic Lesions of the Proximal Femur. Iowa Orthop J. 2022;42:249-254.
11. Angelini A, Trovarelli G, Berizzi A, Pala E, Breda A, Maraldi M, *et al.* Treatment of pathologic fractures of the proximal femur. Injury. 2018;49:S77-S83.
12. Mundy GR. Metastasis to bone: Causes, consequences and therapeutic opportunities. Nature Reviews Cancer. 2022:584-593.
13. Meynard P, Seguineau A, Laumonerie P, Fabre T, Foltran D, Niglis L, *et al.* Surgical management of proximal femoral metastasis: Fixation or hip replacement? A 309 case series. Orthop Traumatol Surg Res. 2020;106:1013-1023.
14. Hernandez RK, Wade SW, Reich A, Pirolli M, Liede A, Lyman GH. Incidence of bone metastases in patients with solid tumors: Analysis of oncology electronic medical records in the United States. BMC Cancer. 2018;18:1-11.
15. Fornetti J, Welm AL, Stewart SA. Understanding the Bone in Cancer Metastasis. J Bone Miner Res. 2018;33:2099-2113.
16. Bae CR, Gelvosa MN, Jeon JY. Reabilitation in Advanced Cancer Patients with Bone Metastases and Neural Compromise: Current Status and Future Directions. *Curr Oncol Rep.* 2022;24:1023-1033.
17. Agarwal MG, Nayak P. Management of skeletal metastases: An orthopaedic surgeon's guide. Indian J Orthop. 2015;49:83-100.
18. Kim LD, Bueno FT, Yonamine ES, Próspero JD de, Pozzan G. Bone metastasis as the first symptom of tumors: role of an immunohistochemistry study in establishing primary tumor. Rev Bras Ortop. 2018;53:467-471.
19. Molinares DM, Huang LY. Rehabilitation Principles in Bone Metastasis. Oper Tech Orthop. 2021;31:100900.
20. Sevimli R, Korkmaz MF. Analysis of orthopedic surgery of patients with metastatic bone tumors and pathological fractures. J Int Med Res. 2018;46:3262-3267.
21. Cook GJR. Imaging of Bone Metastases in Breast Cancer. Semin Nucl Med. 2022;52:531-541.
22. Mirels H. Metastatic disease in long bones: A proposed scoring system for diagnosing impending pathologic fractures. 1989. Clin Orthop Relat Res. 2003;415:S4-13.

23. Habelsberger W. Physical activity and exercise in cancer patients with bone metastases. *memo - Mag.* Eur Med Oncol. 2021;14:29-33.
24. Mundy GR. Metastasis: Metastasis to bone: causes, consequences and therapeutic opportunities. Nat Rev Cancer. 2002;2:584-593.
25. Fox S, Spiess M, Hnenny L, Fourney DR. Spinal Instability Neoplastic Score (SINS): Reliability Among Spine Fellows and Resident Physicians in Orthopedic Surgery and Neurosurgery. Glob Spine J. 2017;7:744-748.
26. Hussain I, Barzilai O, Reiner AS, DiStefano N, McLaughlin L, Ogilvie S, et al. Patient-reported outcomes after surgical stabilization of spinal tumors: symptom-based validation of the Spinal Instability Neoplastic Score (SINS) and surgery. Spine J. 2018;18:261-267.
27. Versteeg AL, Sahgal A, Laufer I, Rhines LD, Sciubba DM, Schuster JM, et al. Correlation Between the Spinal Instability Neoplastic Score (SINS) and Patient Reported Outcomes. Glob Spine J. 2023;13:1358-1364.
28. Murtaza H, Sullivan CW. Classifications in Brief: The Spinal Instability Neoplastic Score. Clin Orthop Relat Res. 2019;477:2798-2803.
29. Da Silva HJSS, Neto MIR, Pratali RR, Zuiani GR, Cavali PTM, Veiga IG, et al. Avaliação da reprodutibilidade interobservadores de uma nova escala para orientação da conduta terapêutica nas metástases vertebrais - escore SINS (Spine Instability Neoplastic Score). Coluna/ Columna. 2012;11:287-289.
30. Orcajo-Rincon J, Muñoz-Langa J, Sepúlveda-Sánchez JM, Fernández-Pérez GC, Martínez M, Noriega-Álvarez E, et al. Review of imaging techniques for evaluating morphological and functional responses to the treatment of bone metastases in prostate and breast cancer. Clin Transl Oncol. 2022;24:1290-1310.
31. Cheville AL, Murthy NS, Basford JR, Rose PS, Tran K, Pittelkow TP, et al. Imaging and Clinical Characteristics Predict Near-Term Disablement From Bone Metastases: Implications for Rehabilitation. Arch Phys Med Rehabil. 2016;97:53-60.
32. Jeevanantham D, Rajendran V, McGillis Z, Tremblay L, Larivière C, Knight A. Mobilization and Exercise Intervention for Patients with Multiple Myeloma: Clinical Practice Guidelines Endorsed by the Canadian Physiotherapy Association. Phys Ther. 2021;101:1-10.
33. Galvão DA, Taaffe DR, Cormie P, Spry N, Chambers SK, Peddle-McIntyre C, et al. Efficacy and safety of a modular multi-modal exercise program in prostate cancer patients with bone metastases: A randomized controlled trial. BMC Cancer. 2011;11.
34. Galvão DA, Taaffe DR, Spry N, Cormie P, Joseph D, Chambers SK, et al. Exercise Preserves Physical Function in Prostate Cancer Patients with Bone Metastases. Med Sci Sports Exerc. 2018;50:393-399.
35. Campbell KL, Cormie P, Weller S, Alibhai SMH, Bolam KA, Campbell A, *et al.* Exercise Recommendation for People With Bone Metastases: Expert Consensus for Health Care Providers and Exercise Professionals. JCO Oncol Pract. 2022;18:e697-e709.
36. Sheill G, Guinan EM, Peat N, Hussey J. Considerations for Exercise Prescription in Patients With Bone Metastases: A Comprehensive Narrative Review. PM and R. 2018;10:843-864.

37. Weller S, Hart NH, Bolam KA, Mansfield S, Santa Mina D, Winters-Stone KM, et al. Exercise for individuals with bone metastases: A systematic review. Crit Rev Oncol Hematol. 2021;66:103433.
38. Shinoda Y, Sawada R, Yoshikawa F, Oki T, Hirai T, Kobayashi H, et al. Factors related to the quality of life in patients with bone metastases. Clin Exp Metastasis. 2019;36:441-448.
39. Schmitz KH, Courneya KS, Matthews C, Demark-Wahnefried W, Galvão DA, Pinto BM, *et al.* American college of sports medicine roundtable on exercise guidelines for cancer survivors. Med Sci Sports Exerc. 2010;42:1409-1426.
40. Campbell KL, Winters-Stone KM, Wiskemann J, May AM, Schwartz AL, Courneya KS, et al. Exercise Guidelines for Cancer Survivors: Consensus Statement from International Multidisciplinary Roundtable. Med Sci Sports Exerc. 2019;51:2375-2390.
41. Wu JSY, Beaton D, Smith PM, Hagen NA. Patterns of Pain and Interference in Patients with Painful Bone Metastases: A Brief Pain Inventory Validation Study. J Pain Symptom Manage. 2010;39:230-240.
42. Araujo JLV, Veiga JCE, Figueiredo EG, Barboza VR, Daniel JW, Panagopoulos AT. Manejo das neoplasias metastáticas da coluna vertebral - uma atualização. Rev Col Bras Cir. 2013;40:508-514.
43. Ahmad I, Ahmed MM, Ahsraf MF, Naeem A, Tasleem A, Ahmed M, et al. Pain Management in Metastatic Bone Disease: A Literature Review. Cureus. 2018;10.
44. Wilk M, Kepski J, Kepska J, Casselli S, Szmit S. Exercise interventions in metastatic cancer disease: a literature review and a brief discussion on current and future perspectives. BMJ Support Palliat Care. 2020;10:404-410.
45. Hart NH, Poprawski DM, Ashbury F, Fitch MI, Chan RJ, Newton RU, et al. Exercise for people with bone metastases: MASCC endorsed clinical recommendations developed by the International Bone Metastases Exercise Working Group. Support. Care Cancer. 2022;30:7061-7065.

CAPÍTULO 7

CUIDADOS PALIATIVOS

Ana Laura Berigo Marques

CONCEITOS

O conceito de cuidados paliativos teve origem em 1950 pelo movimento proposto por Cecily Saunders *et al.*, que defendia uma nova filosofia em que a reabilitação não seria o único foco do cuidado.[1]

Os cuidados paliativos têm por definição uma assistência promovida por uma equipe multidisciplinar, que objetiva a melhora da qualidade de vida do paciente e seus familiares diante de uma doença que ameace a vida, por meio da prevenção e do alívio do sofrimento, por meio da identificação precoce, avaliação correta e tratamento de dor e demais sintomas físicos, sociais, psicológicos e espirituais.[2]

Nos cuidados paliativos em oncologia, o controle efetivo de sintomas é fundamental por duas razões: a primeira é que o alívio do sofrimento físico é desejável e melhora a qualidade de vida do paciente, e a segunda é que o controle eficaz dos sintomas se traduz em melhora do bem-estar, tanto do paciente quanto de seus cuidadores, estruturando ou reduzindo sintomas de ansiedade relacionada com a sensação de morte, pois os pacientes podem associar dor intensa com progressão da doença, por exemplo.

Com a proposta de visão integral do paciente e tendo como prioridade a promoção de qualidade de vida em qualquer fase do adoecimento, a abordagem dos cuidados paliativos prioriza, como centro do cuidado, o doente, e não a doença, valorizando suas necessidades, queixas, enxergando-o em sua integralidade, como prevê o modelo biopsicossocial da assistência em saúde.[3]

Por isso, é importante que os tratamentos sejam personalizados e avaliações contínuas tenham um impacto maior na tomada de decisões da assistência.

CUIDADOS PALIATIVOS

As complicações ósseas sem possibilidade reparadora, como abordagens cirúrgicas ou mesmo a irreversibilidade conservadora de uma fratura por doença extensa, não afetam somente a estrutura física e a integridade dos ossos, mas também exacerbam o sofrimento físico e emocional do paciente.

Este capítulo tem como objetivo discutir como os princípios dos cuidados paliativos devem ser aplicados aos pacientes com complicações de doença óssea oncológica, seja de causa primária ou metastática, a fim de aprimorar a conscientização sobre as recomendações de diretrizes entre profissionais, bem como para fornecer serviços adequados em face aos recursos limitados.[3]

Vale lembrar que consultas eficazes de cuidados paliativos devem ter uma abordagem integral, incluindo: avaliações iniciais e contínuas, além da gestão de sofrimento decorrente de sintomas ou de qualidade de vida que vão muito além dos aspectos físicos, mas também do psicológico, do espiritual, do financeiro e de domínios sociais.[2]

Abordaremos estratégias de avaliação e intervenções individualizadas que priorizem a promoção do cuidado integral e humanizado, independentemente do nível de funcionalidade apresentado pelo paciente.

Compreender a complexidade da variabilidade clínica nos cuidados paliativos em oncologia é crucial para proporcionar uma assistência fisioterapêutica que esteja em harmonia com o princípio de assegurar a dignidade, a segurança e o conforto ao paciente.

AVALIAÇÃO EM CUIDADOS PALIATIVOS ONCOLÓGICOS

A avaliação do paciente com TOC em cuidados paliativos, idealmente, deve ser realizada de forma individualizada e contínua, a fim de garantir ao indivíduo e suas necessidades o máximo de independência e funcionalidade, com segurança e bem-estar. Algumas ferramentas podem auxiliar na prática clínica, contribuindo para a tomada de decisões frente à assistência fisioterapêutica.

A capacidade funcional é frequentemente utilizada para caracterizar o impacto da doença nos pacientes oncológicos, não sendo apenas um indicador do desempenho global, mas também da capacidade de realizar atividades básicas de vida diária. Além disso, pode ser considerada um elemento de valor prognóstico e auxiliar na prevenção e no manejo de efeitos adversos associados ao declínio funcional.[4]

Dentre as ferramentas mais utilizadas para avaliação de capacidade funcional, temos:

Karnofsky Performance Status *(KPS)*

A Karnofsky *Performance Status* (KPS) é uma escala percentual desenvolvida em 1948 por Karnofsky *et al.*, que classifica o paciente quanto à capacidade de realizar suas atividades normais ou seu grau de dependência de ajuda e cuidados,[5,6] até à necessidade de cuidados médicos frequentes ou intensivos em razão de progressão de doença.

A KPS possui 11 categorias expressas em porcentagem, e cada uma é pontuada em 10%; uma pontuação mais baixa indica pior funcionalidade (100%: função completa – 0%: morte). Essa ferramenta está diretamente relacionada com o prognóstico em oncologia indicando que, à medida que a funcionalidade piora, a sobrevivência diminui. Em pacientes com câncer avançado em cuidados paliativos exclusivos, um KPS abaixo de 50% está associado a uma probabilidade de sobrevida menor que 8 semanas (Quadro 7-1).[2,4-6]

Quadro 7-1. Quadro com a Escala de Karnofsky *Performance Status* (KPS) para classificação percentual de funcionalidade

<table>
<tr><th colspan="3">Karnofsky Performance Status Scale (KPS scale)</th></tr>
<tr><th></th><th>%</th><th></th></tr>
<tr><td rowspan="3">Apto para atividades normais e trabalho; nenhum cuidado especial é necessário</td><td>100</td><td>Normal, nenhuma queixa; sem evidência de doença</td></tr>
<tr><td>90</td><td>Capacitado para atividades normais; pequenos sinais ou sintomas de doença</td></tr>
<tr><td>80</td><td>Atividade normal com esforço; alguns sinais e sintomas de doença</td></tr>
<tr><td rowspan="3">Inapto para o trabalho; apto para viver em casa e cuidar de muitas de suas necessidades; assistências e suportes necessários são variáveis</td><td>70</td><td>Cuidados para si, incapaz de seguir com atividades normais ou trabalho ativo</td></tr>
<tr><td>60</td><td>Requer ajuda ocasional, porém apto a cuidar de muitas de suas necessidades pessoais</td></tr>
<tr><td>50</td><td>Requer ajuda considerável e frequente assistência médica ou especializada</td></tr>
<tr><td rowspan="5">Inapto para cuidar de si mesmo; requer cuidados hospitalares ou equivalentes especializados; doença pode estar progredindo rapidamente</td><td>40</td><td>Incapacitado; requer cuidado especial e assistência</td></tr>
<tr><td>30</td><td>Severamente incapacitado; admissão hospitalar é indicada, mas morte não é iminente</td></tr>
<tr><td>20</td><td>Muito doente; admissão hospitalar é necessária, necessitando de suporte de cuidados</td></tr>
<tr><td>10</td><td>Moribundo; processo de morte progredindo rapidamente</td></tr>
<tr><td>0</td><td>Morte</td></tr>
</table>

Adaptado de: Karnofsky DA, Burchenal JH. The Clinical Evaluation of Chemotherapeutic Agents in Cancer, 1949.

Palliative Performance Scale *(PPS)*

A Palliative *Performance Scale* (PPS) origina-se de uma modificação da Escala de Desempenho de Karnofsky e é apresentada como uma nova ferramenta para medição do estado físico em cuidados paliativos.[5] Ela avalia cinco domínios de capacidades funcionais: deambulação, nível de atividade e evidência da doença, autocuidado, ingestão oral e nível de consciência. Os domínios são divididos em 11 níveis que variam de 0% a 100%, em intervalos de 10%, sendo 0% indicando morte e 100% indicando ausência de evidência de doença com atividade normal, sendo assim a PPS também é uma ferramenta que tem valor prognóstico e pode avaliar a gravidade da doença atrelada à capacidade de autocuidado (Quadro 7-2).[2,7]

Quadro 7-2. Quadro com a Escala Palliative Performance Scale (PPS) para classificação percentual de funcionalidade

***Palliative Performance Scale* (PPS *scale*)**					
%	**Deambulação**	**Atividade e evidência de doença**	**Autocuidado**	**Ingesta**	**Nível de consciência**
100	Completa	Normal, sem evidência de doença	Completa	Normal	Completa
90	Completa	Normal, alguma evidência de doença	Completa	Normal	Completa
80	Completa	Com esforço, alguma evidência de doença	Completa	Normal	Completa
70	Reduzida	Incapaz para o trabalho, alguma evidência de doença	Completa	Normal ou reduzida	Completa
60	Reduzida	Incapaz de realizar hobbies, doença significativa	Assistência ocasional	Normal ou reduzida	Completa
50	Sentado ou deitado	Incapacitado para qualquer trabalho, doença extensa	Assistência considerável	Normal ou reduzida	Completa ou com períodos de confusão

(Continua)

Quadro 7-2. *(Cont.)* Quadro com a Escala Palliative Performance Scale (PPS) para classificação percentual de funcionalidade

***Palliative Performance Scale* (PPS *scale*)**					
%	**Deambulação**	**Atividade e evidência de doença**	**Autocuidado**	**Ingesta**	**Nível de consciência**
40	Acamado	Idem	Assistência quase completa	Normal ou reduzida	Completa ou com períodos de confusão
30	Acamado	Idem	Dependência completa	Reduzida	Completa ou com períodos de confusão
20	Acamado	Idem	Idem	Ingestão limitada a colheradas	Completa ou com períodos de confusão
10	Acamado	Idem	Idem	Cuidados com a boca	Confuso ou em coma
0	Morte	–	–	–	–

Adaptado de: Anderson F, Downing GM, Hill J, Casorso L, Lerch N. Palliative Performance Scale (PPS): A New Tool. Journal of Palliative Care, 1996.

Eastern Cooperative Oncology Group – Performance Status *(ECOG-PS)*

A escala Eastern Cooperative Oncology Group – *Performance Status* (ECOG-PS) é considerada uma ferramenta mais curta e de fácil aplicação entre profissionais de oncologia, esperando-se assim menos variações na avaliação entre os diferentes profissionais.[8,9] Ela auxilia a avaliação de como a doença afeta as habilidades de vida diária do paciente, com escores que variam de 0 a 5 pontos. A pontuação 5 refere-se à morte, e a 0 refere-se ao paciente totalmente ativo.[2] Dessa forma, a ECOG-PS também se apresenta como um instrumento de valor prognóstico na prática clínica (Quadro 7-3).

Quadro 7-3. Quadro com a Escala Eastern Cooperative Oncology Group – *Performance Status* (ECOG-PS) para avaliação de *performance* e capacidade funcional do paciente oncológico

Eastern Cooperative Oncology Group – Performance Status (ECOG-PS)	
ECOG	**Descrição**
0	Totalmente ativo e capaz de realizar todas as atividades prévias à doença sem restrições
1	Restrito a atividades físicas extenuantes, mas em regime ambulatorial é capaz de realizar trabalhos de natureza sedentária, como atividades domésticas leves ou de escritório
2	Em regime ambulatorial é capaz de cuidar de si mesmo, mas incapaz de realizar atividades laborais. Permanece fora do leito cerca de 50% ou mais do período em que permanece acordado
3	Autocuidado limitado; confinado ao leito ou cadeira durante mais de 50% do período em que permanece acordado
4	Completamente debilitado, impossível o autocuidado; totalmente confinado ao leito ou à cadeira

Adaptado de Oken MM, Creech RH, Tormey DC, Horton J, Davis TE, Carbone PP. Toxicity and response criteria of the Eastern Cooperative Oncology Group. American Journal of Clinical Oncology, 1982.

Palliative Prognostic Index *(PPI)*

O Palliative Prognostic Index (PPI) é um índice prognóstico que permite estimar sobrevida mediana através de um método de pontuação, simples e objetivo, que não requer exames invasivos e avalia o paciente em cinco categorias, sendo elas: KPS, ingestão oral, edema, dispneia em repouso e *delirium*.[10] Cada categoria equivale a uma pontuação e a interpretação baseia-se no total de pontos atingidos por meio da soma de todas as categorias, sendo que quanto maior a pontuação, mais desfavorável o prognóstico atual. Pontuações totais entre 0 e 2, a sobrevida mediana estimada é de 90 dias; Pontuações de 2,1 a 4, a média é de 61 dias e pacientes que pontuam acima de 4 evidenciam pior prognóstico, com uma mediana de 12 dias de sobrevida (Quadro 7-4).

A avaliação da capacidade funcional do indivíduo com doença óssea em cuidados paliativos é uma importante ferramenta na orientação da assistência fisioterapêutica, uma vez que preservar a funcionalidade é um importante aliado na prevenção e no alívio do sofrimento não só físico, mas também psicossocial (ver Critério de Mirels no Capítulo 6).

Quadro 7-4. Quadro com o Índice Palliative Prognostic Index (PPI) para avaliação prognóstica de paciente oncológico

Palliative Prognostic Index (PPI)	
Parâmetro	**Valor parcial da pontuação**
KPS	
10 a 20	4,0
30 a 50	2,5
> 60	0
Ingesta oral	
Bastante reduzida	2,5
Moderadamente reduzida	1,0
Preservada/normal	0
Presença de edema (pontua, se presente)	1,0
Dispneia em repouso (pontua, se presente)	3,5
***Delirium* (pontua, se presente)**	4,0
Interpretação	
Pontuação total	**Sobrevida mediana estimada**
0-2,0	90 dias
2,1-4,0	61 dias
> 4,0	12 dias

Adaptado de Morita T, Tsunoda J, Inoue S, Chihara S. "The Palliative Prognostic Index: a scoring system for survival prediction of terminally ill cancer patients.", 1999.

ATIVIDADE FÍSICA E CUIDADOS PALIATIVOS

A prática regular de exercício físico tem sido cada vez mais difundida com um dos pilares para a qualidade de vida do paciente oncológico. Em pacientes com doença óssea, de maneira geral, praticar exercícios físicos e estimular as atividades físicas diárias (laboral, doméstica, recreacional, lazer e de viagens) é seguro. Entretanto, é essencial realizar uma avaliação de risco antes de os iniciar.

É importante ter em mente que toda pessoa com acometimento ósseo oferece algum risco de apresentar uma complicação esquelética relacionada com o exercício, porém os ganhos na função física e na qualidade de vida relacionada com a saúde, promovida pela prática de exercícios físicos, em geral, superam os riscos.[11]

Pacientes que já apresentem fraturas prévias sem possibilidade de abordagem cirúrgica não são impedidos de realizar exercícios físicos, mas devem passar por avaliação minuciosa e priorizar exercícios adaptados que sejam seguros, que não desencadeiam dor ou desconforto e favoreçam a independência funcional.

Atualmente, as diretrizes de exercícios físicos para pacientes com câncer reafirmam a recomendação que indivíduos com doenças ósseas evitem a inatividade e realizem exercícios aeróbicos, incluindo treino de resistência em suas rotinas de atividade.[12]

Mas, na prática clínica, muitas vezes as incertezas e inseguranças dos profissionais de saúde quanto ao tipo, à frequência e à intensidade de exercícios, além de haver receio de fratura óssea ou complicações musculoesqueléticas com esse perfil de pacientes, impede que a assistência seja realizada da melhor forma e não atinja o objetivo de melhorar a função física e retardar ou prevenir complicações esqueléticas.[12,13]

Observando-se que a indicação e a realização de exercícios para pacientes com doença óssea é um grande desafio na prática clínica, o International Bone Metastases Exercise Working Group (IBMEWG),[14] publicou uma recomendação de que a programação de exercícios para pessoas com metástases ósseas seja administrada por profissionais qualificados, como fisioterapeutas que tenham formação adicional e experiência no manejo do paciente oncológico.

A recomendação reforça também que ferramentas específicas de estratificação de risco de fratura ou de indicação de decisões sobre fixação cirúrgica profilática (como Taneichi, Mirels e *Spinal Instability Neoplastic Score*) não são específicas dentro do processo de triagem de exercício para pessoas com metástases ósseas mas podem auxiliar na tomada de decisão do profissional como uma ferramenta de triagem pré-exercício, testes de exercício e programação de exercícios relacionados com segurança e eventos associados ao esqueleto.

A diretriz publicada traz a recomendação das melhores práticas clínicas para pacientes com metástases ósseas, com base em pesquisas publicadas, experiência clínica e opinião de especialistas (Quadro 7-5). Vale ressaltar que, através de uma análise individualizada e ponderada, com avaliação constante, os riscos percebidos de complicações esqueléticas devem ser ponderados em relação aos possíveis benefícios à saúde.

Quadro 7-5. Quadro com as recomendações das melhores práticas clínicas para pacientes com metástases ósseas

Recomendações	
Recomendação 1	Antes do teste ergométrico ou treinamento, realize uma avaliação de risco para informar a probabilidade de uma complicação esquelética decorrente do exercício
Recomendação 2	A consulta com a equipe médica é fortemente incentivada antes que um fisioterapeuta forneça exercícios estruturados para uma pessoa com acometimento ósseo, para obter as principais informações médicas e estabelecer comunicação bidirecional para avaliação inicial e treinamento físico durante todo o cuidado
Recomendação 3	Profissionais qualificados para prescrever exercícios para pessoas com metástases ósseas são fisioterapeutas (e fisiologistas do exercício ou equivalente), que tenham treinamento adicional em exercícios específicos para pacientes com câncer e experiência adequada no trabalho com pessoas com diagnóstico oncológico
Recomendação 4	O julgamento profissional deve ser usado para considerar se testes de esforço (inicial e reavaliações) são necessários, pesando os riscos e benefícios ou se os protocolos de testes precisarão ser modificados
Recomendação 5	A prescrição de exercícios deve seguir as recomendações do padrão de exercícios conforme delineado pelo Diretrizes Internacionais de Exercícios para Sobreviventes de Câncer, com maior ênfase em alinhamento postural, movimento controlado e técnica, bem como a consideração dada à localização e apresentação da(s) lesão(ões) óssea(s). Monitoramento formal da resposta ao exercício e o ajuste da prescrição do exercício devem ser contínuos
Recomendação Geral	O exercício regular tem o potencial de manter ou melhorar a função física e a qualidade de vida relacionada com a saúde em pessoas com acometimento ósseo e o risco percebido de complicações por lesões esqueléticas devem ser ponderados em relação ao potencial benefício para a saúde

Adaptado de Campbell KL. et al. Exercise Recommendation for People With Bone Metastases: Expert Consensus for Health Care Providers and Exercise Professionals. JCO Oncology Practice. 2022.

CUIDADOS ADICIONAIS: ADAPTAÇÕES E RESTRIÇÕES DE MOBILIDADE

Questões importantes relativas às intervenções de suporte e reabilitação para pacientes com acometimento ósseo vão desde a intensidade da dor, instabilidade óssea, mobilidade, capacidade de resistência, força muscular e função sensório-motora até características clínicas especiais, tornando grande desafio o manejo da atividade física regular para pacientes oncológicos com objetivos terapêuticos realistas e clinicamente apropriados.[15]

Em alguns casos de doença óssea avançada, o repouso ou restrição de mobilidade poderá ter um efeito terapêutico quando comparado com um plano de exercícios. Isso significa que, a depender de como o organismo está reagindo aos exercícios propostos, é mais importante que você consiga identificar o momento de adaptar os exercícios e entender as restrições que o quadro atual do paciente está impondo naquele momento antes de pensar em evoluir a prescrição de exercícios de maneira sistemática.

Nem sempre o fato de o paciente se encontrar em cuidados paliativos, sem terapia modificadora de doença, significa que ele não tenha possibilidade de reabilitação de condições motoras relacionadas com complicações do esqueleto axial, por isso a importância da reavaliação constante e individualizada desse perfil de pacientes é a chave para um atendimento que prioriza o bem-estar em conjunto com a funcionalidade, sem causar desconfortos físicos e emocionais.

Pacientes que apresentem lesões desviadas ou cominutivas de ossos longos como fêmur e úmero sem possibilidade de abordagem cirúrgica, por exemplo, devem ter adaptações e treinos quanto ao uso de dispositivos que melhorem sua mobilidade e independência,[16] orientações de cuidados posturais e de decúbito, além de um plano de exercícios que favoreçam a funcionalidade dentro das possibilidades do quadro apresentado, sem que isso interfira em piora da lesão e da dor.

Algumas adaptações utilizadas na prática clínica, para cada segmento, podem auxiliar o terapeuta e o paciente a melhorar a funcionalidade preservando a saúde das articulações, como por exemplo:

Acometimento em Região de Coluna Cervical, Torácica e/ou Lombar

Para lesões da coluna vertebral sem indicação de neurocirurgia reparadora, a adaptação dos recursos e técnicas é fundamental para a qualidade de vida do paciente. O nível da lesão e suas repercussões devem direcionar a assistência visando sempre a restauração da independência, mesmo que modificada, a fim de minimizar os riscos da inatividade. Para isso a utilização de órteses, como colares cervicais, coletes e cintas elásticas podem auxiliar na estabilização da coluna vertebral e prevenção da perda de função, fornecendo um suporte externo para a área afetada da coluna vertebral, reduzindo a carga axial sobre a coluna, além de favorecer a redução da dor e contribuir com a segurança durante a mobilização de pacientes com instabilidades.[17]

Além disso, as chamadas mobilizações em bloco, que são mudanças de decúbito realizadas de forma que a coluna vertebral esteja sempre alinhada independente da direção que o corpo seja movido, tendem auxiliar na preservação das articulações em pacientes com doença óssea e/ou dor associada à movimentação.

Membros Inferiores

A descarga de peso no membro inferior fraturado, ou com risco iminente de fratura, deve ser restringida ou, pelo menos, adaptada para a menor chance de complicações. O uso de bengala, andador, muletas ou cadeira de rodas, a depender da capacidade funcional do paciente e a avaliação de lesões ósseas em outras localidades devido à sobrecarga compensatória de outras estruturas ósseas, deve ser considerado e indicado, individualmente.

A adaptação da marcha com o uso de bengalas, muletas e andadores visa proporcionar ao paciente um melhor suporte do peso, reduzindo a magnitude da carga nos membros inferiores, além de melhorar significativamente o equilíbrio aumentando a base de suporte do corpo, além da possibilidade de adaptação a diferentes tipos de necessidades.[16,18]

Membros Superiores

Em caso de fratura ou risco iminente de fratura, em ossos dos membros superiores ou condições neurais como compressão de plexo braquial que evoluem com diminuição da mobilidade, o uso de imobilizador (tipoia, tala) pode auxiliar na segurança durante as atividades que envolvam mobilidade e contribuir no manejo de dor. O membro não deve ser mobilizado de forma passiva e o paciente deve ser orientado a não pegar peso.

Um estudo publicado em 2022, realizado com indivíduos saudáveis, pode observar como o manuseio correto das muletas pode ser um fator para evitar efeitos colaterais indesejados na recuperação ou manutenção dos membros inferiores de portadores de doenças crônicas, mas, por outro lado, tem uma grande correlação com a carga realizada pelos ombros/membros superiores para a realização da marcha.[18] Considerando o contexto de adaptação, vale ressaltar que uma avaliação das condições ósseas dos membros superiores também deve ser realizada para a indicação de dispositivos de marcha que dependam de força e resistência dos braços, além do risco de compressão dos nervos do membro superior.[16]

É importante lembrar que a indicação de dispositivos e adaptações deve ser feita de maneira cuidadosa, levando em consideração todos os aspectos envolvidos na utilização do mesmo, desde a possibilidade de constrangimento do paciente,[16] que afeta a disposição para utilizá-lo, até a medida e o posicionamento corretos, visando o conforto do usuário a fim de maximizar a eficácia da proposta.

Visto que em pacientes com doença oncológica avançada existe o potencial de irreversibilidade do quadro de fratura óssea de forma conservadora, as alterações da funcionalidade causam impactos biopsicossociais que influenciam diretamente na qualidade de vida do paciente. Isso significa que a atuação multidisciplinar deve valorizar a sinergia de competências para estabelecer a melhor tomada de decisão em conjunto, de forma global e alinhada.

MANEJO NÃO FARMACOLÓGICO DA DOR

A dor oncológica, sendo muitas vezes multifatorial e não apenas de origem física, contribui para um estado de incapacidade, na qual por sua vez o paciente passa a adaptar-se, seja por meio de um autocontrole, quietude ou esgotamento físico e mental.[19] Já que a terapia medicamentosa isolada não atende à totalidade humana e pode produzir efeitos adversos, a escolha de abordagens adjuvantes é essencial para controlar a dor desses indivíduos.

A avaliação inadequada da dor em pacientes com acometimento ósseo e o desconhecimento sobre as estratégias disponíveis para o seu controle são fatores que podem dificultar o manejo desse sintoma. As diretrizes da National Comprehensive Cancer Network (NCCN) para dor oncológica em adultos, por exemplo, recomendam medidas farmacológicas e não farmacológicas como acupuntura, eletroterapia por estimulação elétrica nervosa transcutânea (TENS) e analgésicos como as principais intervenções.[20]

A eletroterapia é um recurso de prática clínica, que se baseia na utilização de corrente elétrica com finalidades terapêuticas promovendo analgesia, o que resulta em resposta a nível local ou sistêmica.[19]

Ao contrário da estimulação elétrica tradicional, que visa principalmente as fibras motoras, a TENS estimula predominantemente as fibras sensoriais, o que tem evidenciado efeitos analgésicos significativos no alívio da dor oncológica, proporcionando inúmeros benefícios adicionais de eficácia e segurança, por ser um recurso não invasivo e de fácil aplicação, além de não apresentar um custo elevado, não causar reações adversas ou efeitos colaterais e ter poucas contraindicações.[20,21]

Por outro lado, modalidades de eletrotermoterapia que normalmente aumentam o fluxo sanguíneo local, como terapia de ultrassom, termoterapia e ondas curtas, além de manipulações ósseas manuais, não são indicadas para uso no local do tumor, seja ele primário ou metastático.

Outro recurso que pode ser aplicado na prática clínica como adjuvante no manejo da dor é a massoterapia. A massoterapia é considerada uma das principais formas de realizar a estimulação cutânea, e pode ser definida como a manipulação dos tecidos moles do corpo (geralmente músculos, tendões e ligamentos), executada com as mãos, com a finalidade de produzir efeitos positivos sobre os sistemas vascular, muscular e nervoso. Esta técnica proporciona relaxamento, oxigenação, nutrição das células, desintoxicação do organismo e estimula a circulação sanguínea e linfática.[22]

A massagem terapêutica, uma das técnicas utilizadas na massoterapia, pode ser um importante aliado como método para promover bem-estar e relaxamento, tanto físico quanto mental.

É importante reforçar que, como em qualquer terapia a ser realizada em pacientes com acometimento ósseo primário ou metastático, antes de aplicar técnicas de massoterapia, deve-se avaliar a região que receberá a conduta, já que podem ocorrer alterações, deformidades e compensações em decorrência do próprio tumor ou pelo tratamento, que podem acarretar riscos à terapia e contraindicar a aplicação.

REFERÊNCIAS BIBLIOGRÁFICAS

1. Rocha JS da S, Doi SMSR. Cuidados paliativos em pacientes terminais na oncologia revisão integrativa. Conjecturas. 2022 Aug 28;22(11):1051-65.
2. Cuidados paliativos [Internet]. Instituto Nacional de Câncer - INCA. 2022.
3. Gomes AML, Melo C de F. Dor total em pacientes oncológicos: uma revisão integrativa da literatura. Psicologia em Estudo [Internet]. 2023 Jul 3;28:e53629.
4. Muniz AHR, Rosa KS da C, Resende JMD de, Sampaio SG dos SM, Oliveira LC de. Fatores Associados ao Karnofsky Performance Status e sua Trajetória no Último Mês de Vida em Pacientes com Câncer Terminal. Revista Brasileira de Cancerologia. 2023 Jan 18;69(1).
5. David A. Karnofsky, Walter H. Abelmann and Lloyd F. Craver et al. The use of the nitrogen mustards in the palliative treatment of carcinoma.With particular reference to bronchogenic carcinoma. Cancer. 1948. Vol. 1(4):634-656.
6. Karnofsky DA, Burchenal JH. The Clinical Evaluation of Chemotherapeutic Agents in Cancer. Cancer. 1949;2(4):148-156.
7. Anderson F, Downing GM, Hill J, Casorso L, Lerch N. Palliative Performance Scale (PPS): A New Tool. J Palliative Care. 1996;12(1):5-11.
8. Bezerra TPP, Nobre TTX, Pennafort VPS, Graça JRV, Barra, Gisele IP, et al. Instrumentos para avaliação de pacientes hospitalizados em cuidados paliativos: revisão integrativa. Cogitare Enfermagem. 2024 Jan 1;29.
9. Oken MM, Creech RH, Tormey DC, Horton J, Davis TE, Carbone PP. Toxicity and response criteria of the Eastern Cooperative Oncology Group. Am J Clin Oncol. 1982;5(6):649-655.
10. Morita T, Tsunoda J, Inoue S, Chihara S. "The Palliative Prognostic Index: a scoring system for survival prediction of terminally ill cancer patients." Support Care Cancer. 1999;7:128-133.
11. Recomendações de atividade física durante e após tratamento oncológico. Instituto Nacional de Câncer (INCA).
12. Siiss LA, Guarda A, Graeff DB, Cecagno-Zanini SC. Benefícios e Segurança dos Exercícios Físicos em Pacientes com Metástases Ósseas: Revisão Sistemática da Literatura e Metanálise. Rev Bras Cancerol. 2022 Oct 14;68(4):e-062520.

13. Galvão Da, Taaffe Dr, Spry N, Cormie P, Joseph D, Chambers Sk, et al. Exercise Preserves Physical Function in Prostate Cancer Patients with Bone Metastases. Med Science Sports Exercise. 2018 Mar;50(3):393-9.
14. Campbell KL, Cormie P, Weller S, Alibhai SMH, Bolam KA, Campbell A, et al. Exercise Recommendation for People With Bone Metastases: Expert Consensus for Health Care Providers and Exercise Professionals. JCO Oncology Practice. 2022 Jan 6;18(5).
15. Keilani M, Kainberger F, Pataraia A, Hasenöhrl T, Wagner B, Palma S, et al. Typical aspects in the rehabilitation of cancer patients suffering from metastatic bone disease or multiple myeloma. Wiener klinische Wochenschrift. 2019 Nov 1;131(21):567-75.
16. Joan, Edelstein. (2018). Canes, Crutches, and Walkers.
17. Baiocchi, JMT. Fisioterapia em Oncologia. 1. ed. Curitiba: Apriss; 2018. p. 285.
18. Crenna F, Lancini M, Ghidelli M, Rossi GB, Berardengo M. Biomechanics in crutch assisted walking. Acta IMEKO. 2022;11(4):1-5.
19. Silva LC, da Silva DA, dos Santos MAF, Cardoso MB, de Sousa DN, dos Santos Oliveira SR. (2023). Assistência fisioterapêutica nos cuidados paliativos de pacientes oncológicos: uma narrativa. RECIMA21-Revista Científica Multidisciplinar-ISSN 2675-6218, 4(7), e473462-e473462.
20. Carvalho CP, dos Santos Tomaz SS, Wilchez CM, Biaggi AC, Lunardi C, Carniel CF, Estevão A. Estimulação elétrica nervosa transcutânea (TENS) em pacientes oncológicos: Uma revisão integrativa. Braz J Health Review. 2021;4(5):22440-22454.
21. Li QY, Yang WX, Yao LQ, Chen H, Li ZR, Gong YB, et al. Exploring the Rules of Related Parameters in Transcutaneous Electrical Nerve Stimulation for Cancer Pain Based on Data Mining. Pain Ther. 2023 Dec 1;12(6):1355-74.
22. Queiroz Barbosa AP, de Medeiros Silva CN, Santana IP. A eficácia da massagem terapêutica no alívio da dor em pacientes oncológicos. Rev Mundi Saúde e Biol. 2022;7(1).

ÍNDICE REMISSIVO

Entradas acompanhadas por um **q** em negrito indicam figuras e quadros, respectivamente.